U0385086

妇产科疾病临床诊疗技术

杨雁鸿　杜雪莲　林　华
李　丹　张雪胜　李九凤　　主编

上海科学技术文献出版社
Shanghai Scientific and Technological Literature Press

图书在版编目(CIP)数据

妇产科疾病临床诊疗技术 / 杨雁鸿等主编. — 上海：
上海科学技术文献出版社, 2023.1
ISBN 978-7-5439-8743-2

Ⅰ.①妇… Ⅱ.①杨… Ⅲ.①妇产科病－诊疗 Ⅳ.
①R71

中国国家版本馆 CIP 数据核字(2023)第 021424 号

责任编辑：付婷婷
封面设计：崔爱红

妇产科疾病临床诊疗技术
FUCHANKE JIBING LINCHUANG ZHENLIAO JISHU
杨雁鸿　杜雪莲　林 华　李 丹　张雪胜　李九凤　主编
出版发行：上海科学技术文献出版社
地　　　址：上海市长乐路 746 号
邮政编码：200040
经　　　销：全国新华书店
印　　　刷：河北环京美印刷有限公司
开　　　本：787mm×1092mm　1/16
印　　　张：8.125
字　　　数：202 千字
版　　　次：2023 年 1 月第 1 版　2023 年 1 月第 1 次印刷
书　　　号：ISBN 978-7-5439-8743-2
定　　　价：98.00 元

http://www.sstlp.com

《妇产科疾病临床诊疗技术》
编 委 会

前　言

　　妇产科学是一门古老而又焕发着无限生机活力的学科,其不仅关系到广大妇女的健康,更与出生人口的素质、人类的繁衍、社会的兴衰有着密切的关系。随着科学技术的进步,妇产科学也得到了迅猛的发展,作为医学一个重要的分支,妇产科学已不完全局限在妇产科这一单一领域,而是涉及多学科、多专业。因此,要求妇产科医生既要懂妇产科的疾病,也要通晓内科、儿科疾病的治疗,并能进行外科手术操作,所以妇产科医生在某种程度上还应是一个全科医生。

　　为了反映现代先进的妇产科临床诊疗技术和方法,指导临床医生的实际工作,满足临床工作中对妇产科医生的要求,我们在参阅了目前最先进、最权威的文献资料的基础上,特编写了本书。

　　在本书的编撰过程中,参阅了大量的相关文献,资料翔实,内容丰富,重点突出,集科学性、先进性、实用性于一身。以妇科、产科内容为基础,分别详细叙述了女性生殖系统的基础生理、妇科常见症状以及常见疾病的诊断和治疗情况,产科的相关内容包括产前诊断、正常分娩、异常分娩等,内容紧密结合临床,实用性强,希望本书的出版能对广大妇产科医务人员起到一定的指导作用。

　　妇产科涉及内容广泛,随着科技的进步,其研究领域的发展日新月异,加之作者水平和经验有限,故书中如有疏漏或不足之处,恳请广大读者及医务工作者批评指正,以期再版时予以改进、提高,使之逐步完善。

编　者

2022 年 8 月

目　录

第一章 女性生殖系统生理

女性一生各个系统在各阶段具有不同的生理特征,其中以生殖系统的变化最为显著、最为突出,掌握女性生殖系统正常的生理变化,是诊治女性生殖内分泌相关疾病的基础。

第一节 女性各阶段生理特点

妇女的一生按照年龄,可以划分为新生儿期、儿童期、青春期、性成熟期、围绝经期和老年期几个阶段。每个时期都有其各自不同的特点。

一、新生儿期

出生后4周内称为新生儿期(neonatal period)。由于在母体内受到胎盘及母体性腺所产生的女性激素影响,其外阴较丰满,乳房略隆起,可有少许泌乳。由于出生后新生儿血中女性激素水平迅速下降,可出现少量阴道流血。

二、儿童期

从出生4周到10岁左右称为儿童期(childhood),是儿童体格快速增长和发育的时期,但生殖器发育缓慢。卵巢的卵泡大量生长,但仅低度发育即萎缩、退化。子宫小,宫颈较长,约占子宫全长的2/3,子宫肌层较薄,输卵管弯曲细长。阴道狭长,上皮薄,细胞内缺乏糖原,阴道酸度低,抵抗力弱,容易发生炎症。约10岁起,卵巢内的卵泡受垂体促性腺激素的影响有一定发育并分泌性激素,子宫、输卵管及卵巢逐渐向骨盆腔内下降,卵巢形态逐步变为扁卵圆形,女性第二性征开始呈现,乳房开始发育,皮下脂肪增多。

三、青春期

人类青春期(adolescence or puberty)是开始具有生育能力的时期,生殖器官成熟、第二性征发育,生长加速、情感发生变化、女性出现月经初潮为标志。人类进入青春期由两个生理性过程驱动:性腺功能初现(gonadarche)和肾上腺功能初现(adrenarche)。性腺功能初现包括性腺的发育和成熟,并伴有性甾体激素分泌增加,女性开始有卵泡发育和排卵,以及乳房开始发育和月经初潮。

青春期启动的年龄和青春期发育的速度取决于许多因素。卵巢和肾上腺性甾体激素分泌的增加导致青春期的体征表现,乳房和阴毛开始发育。通常这些变化发生在 8～13 岁。月经初潮是一次无排卵周期的月经,通常发生在乳房开始发育后 2～3 年内。初潮后第一年内月经周期常不规律,而且无排卵,周期为 21～45 天。初潮后 5 年内,多数月经周期变得规律,周期为 21～35 天。

四、性成熟期

性成熟期(sexual maturity)又称生育期。其卵巢功能成熟并分泌性激素,一般自 18 岁左右开始,约 30 年。此期生殖器各部和乳房也均有不同程度的周期性改变。出现周期性的排卵、月经,并且具有生育能力。受孕以后,身体各器官发生很大变化,生殖器官的改变尤为突出。

五、围绝经期

围绝经期(perimenopause)指卵巢功能开始衰退至停止,从生育期过渡到老年期的一个特殊生理阶段,指 40 岁后任何时期开始出现与绝经有关的内分泌、生物及临床表现至停经后 12 个月,是妇女由成熟期进入老年期的一个过渡时期。此期间卵巢功能逐渐衰退,排卵变得不规律,直到不再排卵。月经渐趋不规律,最后完全停止。

六、老年期

老年期(senility)指妇女 60 岁以后,机体所有内分泌功能普遍低落,卵巢功能已衰竭,主要表现为雌激素水平低落,不足以维持女性第二性征。除整个机体发生衰老改变外,生殖器官进一步萎缩老化。易感染发生老年性阴道炎和尿道炎及骨质疏松,容易发生骨折。

第二节　月经及月经期的临床表现

月经(menstruation)是女性生殖功能成熟的重要标志,是指在卵巢激素的周期性调节下,子宫内膜周期性的脱落及出血。

一、月经血的特征

正常月经血呈不凝状暗红色,内含血液、子宫内膜碎片、宫颈黏液、脱落的阴道上皮细胞及炎性细胞。因含大量纤溶酶的子宫内膜坏死脱落时,出血中的纤维蛋白原被纤溶酶溶解,故月经血呈高纤溶状态。当出血量过多过快时,纤溶酶来不及全部溶解血液中的纤维蛋白原,会使月经血中出现血块。

二、正常月经的临床表现

自月经来潮的第一天算起,两次月经第一天之间的间隔称为一个月经周期(menstrual cycle)。月经周期长度的中位数为 28 天,正常范围为 21～35 天。虽然在 36～40 岁月经周期的间隔会缩短,但在生育年龄的绝大多数时间内,月经周期的长度很少有变化。初潮后的短期和近绝经期,不同个体间及个体内,月经周期的间隔长度变化大。不同妇女之间及同一妇女随着年龄的增长将出现月经周期长度的不确定改变,周期长度主要取决于卵泡期长度的变化。周期的黄体期长度相对固定,95%在10~16天。在卵泡期,B超监测最大卵泡的直径,平均每天增长大约2 mm直至排卵。同时,雌二醇水平逐渐升高,随之子宫内膜的厚度逐渐增厚。

月经的持续时间因人而异,一般在3~6天,可从1~2天到7~8天不等。经血量通常以用多少纸垫及浸透程度来做粗略的估计,如果失血总量超过80 ml者为异常。

经期一般无特殊不适。因经期盆腔充血,有些妇女感下腹部或腰骶部不适,也有少数妇女出现胃肠道功能紊乱,头痛及轻度神经系统不稳定的表现。

第三节 卵巢周期及卵巢激素

卵巢是一个充满活力的器官,卵泡是其中最主要的内分泌和生殖单位,是不可再生的组织结构,其数量决定生殖潜能和生育期限。卵泡单位分泌性甾体激素,为妊娠做好准备,垂体做出程序化的反应以促进卵泡成熟,当卵泡完全成熟时产生排卵LH峰,并维持黄体。尽管许多卵泡启动发育,但是只有很少(<1%)完成了到排卵的全部过程。

一、卵泡的发育

卵泡(follicle)是卵巢基本功能单位。卵泡的各个级别主要是由卵泡的大小和颗粒细胞的数量所决定,它们代表着卵泡向成熟发育过程中连续的阶段。从始基卵泡到优势卵泡的成熟过程可能需要大概1年的时间。一般认为卵泡在这段漫长时期的大部分时间内(大约300天)是以促性腺激素非依赖的方式生长;促性腺激素影响成熟过程中的最后50天。

1.始基卵泡的形成

始基卵泡(primitive follicle)是由初级卵母细胞与其周围单层的梭形颗粒前体细胞所组成。卵巢皮质内形成的始基卵泡不断地移向卵巢的髓质,为下个周期的卵泡发育提供来源。

2.窦前卵泡生长

当初级卵母细胞周围的颗粒细胞前体分化成单层立方状的颗粒细胞时,初级卵泡(primary follicle)就形成了。初级卵泡的细胞数不断增加,发展为复层,由此卵泡进一步增大,形成了次级卵泡(secondary follicle)。与此同时颗粒细胞进一步增殖和分化、卵泡膜细胞变得肥大及卵母细胞的生长共同导致了正在成熟中的卵泡进一步增大。这些次级卵泡构成了窦前卵泡池(preantral),为依赖于FSH的卵泡征集提供卵泡来源。

此阶段出现卵泡生长发育所必备的三种特异性受体:促卵泡激素(follicle-stimulating hormone,FSH)、雌二醇(estradiol,E_2)及睾酮(testosterone,T)受体形成。卵泡基底膜附近的梭形细胞形成两层卵泡膜,即卵泡内膜与卵泡外膜,这时的卵泡称生长卵泡(developing follicle)。

3.窦状(腔)卵泡

"募集"一词用于描述卵泡从静止池分离出来开始生长的这个过程。选择指这样一个过程，即成熟卵泡群被减少至合乎种属特异性排卵定额的数目。该过程需要对次要卵泡进行消极选择，以及对将要确立优势地位的卵泡进行积极的选择。超声研究提示有多个卵泡发育波发生。

在早卵泡期，已选择的卵泡与卵泡群的其他健康成员没有显著的形态学差别。不过，领先卵泡可以通过其大小和其颗粒细胞的高有丝分裂指数同其他成员区分开来。只有在领先卵泡的卵泡液中可检测到 FSH。领先卵泡的雌二醇水平比其他卵泡高很多，这是被选择卵泡的特点。选择并不保证一定会排卵，但是由于确定选择与排卵时间临近，因此排卵通常会发生。

优势化表示指定排卵卵泡的地位，其作用是调节排卵的数额。在上一个周期的黄体退化 5~7 天之后，指定排卵的卵泡完成优势化。卵泡期卵泡的发育主要依赖于促性腺激素的刺激。在早卵泡期、FSH 刺激颗粒细胞芳香化酶活性，使卵泡产生雌激素明显增加，雌激素增加同时，又增强了卵泡对 FSH 的摄取，由此增加卵泡对 FSH 的敏感性。到中卵泡期，几个卵泡中的某个可能产生更多的雌激素，便成了优势卵泡。于卵泡期的后半期，伴随雌激素分泌的进一步增加，负反馈作用结果使血中 FSH 水平下落，这使其他非优势卵泡产生雌激素减少，对 FSH 反应的敏感性也下降，停止了进一步发育。黄体生成素(luteinizing hormone,LH)、前列腺素(prostaglandin,pg)及催乳激素(prolactin,PRL)受体的产生。

4.成熟卵泡

在卵泡发育的最后阶段，大多数窦状卵泡发生退化，成熟卵泡的卵泡液急骤增加，卵泡腔增大，直径可达 14~20 mm，卵泡移行向卵巢表面突出。其结构从外向内依次为：①卵泡外膜。由致密的卵巢间质组织形成，与卵巢间质无明显界限。②卵泡内膜。由卵巢皮质层间质细胞衍化而来的多边形细胞形成，血管丰富。③颗粒细胞。呈立方形，与卵泡内膜层间有一基底膜，无血管存在，其营养来自外围的卵泡内膜。④卵泡腔。颗粒细胞分泌的大量清亮的卵泡液将卵母细胞和周围的颗粒细胞挤到卵泡一侧，形成卵泡腔。⑤卵丘。颗粒细胞包绕卵母细胞，突出于卵泡腔，形成卵丘。⑥放射冠。直接围绕卵细胞的卵丘颗粒细胞，呈放射状排列而得名。⑦透明带。在放射冠与卵细胞之间还有一层很薄的透明膜，是由颗粒细胞产生并分泌的黏多糖物质形成的，称为透明带。

5.排卵

卵细胞及其周围的颗粒细胞一起被排出的过程称排卵(ovulation)。排卵前增大的卵泡接近卵巢皮质，卵泡壁和腹腔仅有一层上皮细胞。此时卵泡壁变薄、水肿、血液循环增加，但卵泡内压力并未增加，蛋白溶解酶、活化胶原酶及前列腺素消化卵泡壁的蛋白质并使周围的平滑肌收缩，上皮细胞坏死。释放水解酶、蛋白酶，排卵孔形成，卵泡破裂，卵母细胞、小部分卵丘内的颗粒细胞与放射冠一起称为卵冠丘复合物(oocyte corona cumulus complex,OCCC)，同时排出。

当接近周期中期时，优势卵泡释放雌激素的升高激发 LH 峰，以及一个较小幅度的 FSH 峰。这触发了减数分裂的再启动、排卵和黄素化。排卵前 LH 峰大约出现在卵泡破裂之前 36 小时。LH 诱导卵丘细胞和颗粒细胞内透明质酸合成酶-2 表达，血清 inter-α-胰蛋白酶抑制物重链与葡萄糖胺聚糖共价耦联，以及前列腺素 E_2 诱导透明质酸结合蛋白 TSG-6 的表达。

6.黄体形成及退化

排卵后,破裂的卵泡重新组织成黄体。这个重新组织体的一个显著特征为建立了一个富含血管的网状结构。卵泡破裂后出血,血液进入卵泡腔,伴随有来自周围基质的毛细血管和成纤维细胞的增殖和渗透。黄体发育中血管的生成使由血液运送的大分子,例如 LDL(提供合成孕酮需要的胆固醇物质),到达颗粒和膜黄体细胞,而且分泌产物会被有效地转运到血液循环中去。黄体血供的发育与孕酮的产生相平行。人类黄体的甾体激素生成细胞在大小和功能方面具有异质性。黄体化的颗粒细胞和膜细胞是两种代表。颗粒黄体细胞较为主要的功能是产生孕酮,并且由于其表达芳香化酶,因此是黄体雌激素合成的可能位点。

在非受孕周期,黄体的功能性寿命通常是 14 ± 2 天。除非发生妊娠,否则它将转化成为无血管的瘢痕,称为白体。黄体的退化,即黄体溶解,包括功能改变(例如内分泌改变,最显著的是孕酮生成降低)以及结构改变(例如凋亡和组织退化)。

二、卵巢产生的性激素

卵巢主要合成及分泌两种性激素,即雌激素和孕激素,同时亦会分泌少量雄激素。除卵巢外,肾上腺皮质亦能分泌少量雌激素和孕激素。

卵巢能利用经血运而来的胆固醇合成孕烯醇酮,再经两种途径合成雄烯二酮(androstenedione),雄烯二酮经 17β 羟甾脱氢酶的催化,生成 T 雄烯二酮,转化为 E_1 及 E_2。

雌激素的生物合成需要颗粒细胞和它们邻近的膜细胞协同作用。这两种类型细胞以及它们各自主要的促性腺激素(FSH 和 LH),被归纳为卵巢雌激素生物合成的两促性腺激素模型。LH 刺激膜细胞合成的雄激素为颗粒细胞 FSH 依赖性的芳香化酶提供底物。

颗粒细胞,如同膜-基质细胞,在 LH 峰之后就做好了孕激素生物合成的准备,LH 峰触发了编码 StAR、P450scc、2 型 3β-羟甾脱氢酶的基因表达,这三种蛋白质的组合是有效合成孕激素所需要的。

对分离的人膜细胞的研究说明,膜层是卵泡雄激素的主要来源。膜层表达的 StAR、P450scc、P450c17、2 型 3β-羟甾脱氢酶,均受 LH 调节。相反地,不管添加促性腺激素与否,由培养分离的人颗粒细胞所产生的雄激素可以忽略不计。

(一)雌、孕激素的代谢

1.雌激素

卵巢主要合成 E_1 和 E_2 两种激素。在血液循环内尚有雌三醇,它是雌二醇和雌酮的降解产物。雌二醇生物活性最强,雌三醇活性最弱。

2.孕激素

孕酮是卵巢分泌具有生物活性的主要孕激素。它在血液中亦主要以和蛋白质相结合的状态存在。

甾体激素主要都在肝代谢,孕酮在肝内降解为孕二醇,从尿中排出。

(二)雌、孕激素的周期性变化

育龄妇女性周期激素的分泌随着卵巢周期而变化。

1.雌激素

在卵泡开始发育时,雌激素分泌量很少,随着卵泡渐趋成熟,雌激素分泌也逐渐增加,于排卵前形成一高峰,排卵后分泌稍减少,在排卵后7～8天黄体成熟时,形成又一高峰,但第二高峰较平坦,峰的均值低于第一高峰。排卵后9～10天黄体开始萎缩时,雌激素水平急剧下降,在月经前降至最低水平。

2.孕激素

在排卵前孕酮的产生较少,主要来自肾上腺;于排卵后孕激素的分泌量开始增加,在排卵后7～8天黄体成熟时,分泌量达最高峰,以后逐渐下降,到月经来潮时恢复到排卵前水平。

(三)雌、孕激素的生理作用

1.雌激素的生理作用

(1)子宫肌层:促使子宫发育,肌层变厚,增加子宫血液循环,使子宫收缩力增强,提高平滑肌对催产素的敏感性。

(2)子宫内膜:使子宫内膜增生或(增殖期)变化。

(3)子宫颈:使宫颈口松弛,宫颈黏液分泌增加,内含的水分、盐类及糖蛋白增加,有利于精子的存活和穿透。

(4)输卵管:促进输卵管肌层的发育,加强输卵管节律性收缩的振幅,使管腔上皮细胞分泌增加及纤毛增长。

(5)阴道:使阴道黏膜增厚及成熟,上皮细胞增生和角化,细胞内糖原储存;阴唇发育、丰满。

(6)乳腺:使乳腺管增生,乳头、乳晕着色。促进其他第二性征的发育。

(7)卵巢:雌激素对卵巢的卵泡发育是必需的,从原始卵泡发育到成熟卵泡,均起一定的作用,有助于卵巢积储胆固醇。

(8)下丘脑、垂体:雌激素通过对下丘脑的正负反馈调节,控制脑垂体促性腺激素的分泌。

(9)代谢:促进水钠潴留;降低总胆固醇,降低胆固醇与磷脂的比例,扩张血管,维持血管张力,保持血流稳定,有利于防止冠状动脉硬化症。

(10)骨骼:促进骨中钙的沉积,儿童期雌激素能促进长骨生长,加速骨成熟,可使骨骺闭合。能直接促进成骨细胞功能,抑制破骨细胞分化,抑制骨吸收及骨转换。

2.孕激素的生理作用

(1)子宫肌层:孕激素能抑制子宫肌层的收缩,使子宫肌松弛,活动能力降低,对外界刺激的反应能力低落;降低妊娠子宫对催产素的敏感性,有利于受精卵在子宫腔内生长发育。

(2)子宫内膜:使增生期子宫内膜转化为分泌期内膜,为受精卵着床做好准备。

(3)子宫颈:使宫颈口闭合,抑制宫颈黏液分泌,使黏液减少、变稠,拉丝度减少,不利于精子穿透。

(4)输卵管:抑制输卵管肌节律性收缩的振幅,抑制上皮纤毛生长,调节孕卵运行。

(5)阴道:使阴道上皮细胞脱落加快,角化细胞减少,中层细胞增多。

(6)乳腺:在已有雌激素影响的基础上,促进乳腺腺泡发育。大量孕激素抑制乳汁分泌。

(7)下丘脑、垂体:孕激素通过对下丘脑的负反馈作用,影响脑垂体促性腺激素的分泌。

(8)体温中枢:通过中枢神经系统起升温作用,正常妇女在排卵后基础体温可升高

$0.3\sim0.5℃$，这种基础体温的改变，可作为排卵的重要指标，亦即排卵前基础体温低，排卵后由于孕激素作用基础体温升高。

（9）代谢：孕激素能促进水与钠的排泄。

（四）雌激素与孕激素的协同和拮抗作用

1.协同作用

雌激素的作用主要在于促使女性生殖器和乳房的发育，而孕激素则在雌激素作用的基础上，进一步促使它们的发育，为妊娠准备条件。

2.拮抗作用

子宫的收缩、输卵管的蠕动、宫颈黏液的变化、阴道上皮细胞角化和脱落以及钠和水的潴留与排泄等。

（五）雄激素

雄激素是维持女性正常生殖功能的重要激素。肾上腺皮质是女性雄激素的主要来源。长期使用外源性雄激素可出现男性化的表现。

雌激素虽能使生殖器官发育完善，与孕激素协同作用可使月经周期的各种特征完整地表现出来，但这并不意味雌激素和孕激素能代表全部卵巢功能，少量雄激素为正常妇女的阴毛、腋毛、肌肉及全身发育所必需。

雄激素可减缓子宫及其内膜的生长及增殖，抑制阴道上皮的增生和角化，促使阴蒂、阴唇的发育。雄激素对机体的代谢功能有重要的影响。其在外周血中不易测出，但作用很强，能促进蛋白质合成，使基础代谢率增加，并刺激骨髓中红细胞增生。在性成熟期前，促使长骨骨基质生长和钙的保留，性成熟后可导致骨骺的关闭。它可促进肾远曲小管对 Na^+、Cl^- 的重吸收从而引起水肿。

三、卵巢产生的蛋白质激素

1.抑制素

抑制素是 TGF-β 蛋白超家族的一个成员，相对分子质量为 32 000，是由两个亚基组成的异二聚体糖蛋白，亚基分别为 α（18 000）和 β（12 000），由二硫键连接。α 亚基是相同的，而 β 亚基不同，分别为 βA 和 βB。αβA 和 αβB 异二聚体分别称为抑制素 A 和抑制素 B。尽管不少组织产生抑制素，但是主要产生的部位是生殖腺。在卵巢内，抑制素的主要来源是颗粒细胞。抑制素的主要内分泌作用是抑制垂体 FSH 的产生，它由此被发现和命名。在体外，它增强 LH 和 IGF 刺激膜细胞产生雄激素。

尽管抑制素两种亚型的生物学性质看起来相似，但是在卵泡期和黄体期对它们合成的调节不同。抑制素 B 主要在早卵泡期分泌，在中卵泡期其水平下降，LH 峰之后则不能检测到。抑制素 A 在卵泡期的前半期浓度低，但是在卵泡期中期增加，于黄体期达到峰值。

抑制素 A 的分泌由促性腺激素调节，但是抑制素 B 的产生显然与之不同。对抑制素 A 和抑制素 B 生成的调节不同，一个例证是：在对不同大小卵泡进行的测定显示，抑制素 A 存在于小于 <6 mm 的卵泡内，其水平随着卵泡的增大而升高；相反地，抑制素 B 的水平与卵泡大小或成熟状态无关。

2.松弛素

松弛素是一种可能有促进内膜蜕膜化和抑制子宫肌层收缩活性作用的激素,由黄体中的大黄体细胞产生。免疫组化研究揭示,从黄体早期到晚期,它有一个渐进性累积的过程,黄体晚期的黄体含有染色密度最大的细胞。松弛素循环水平在妊娠 3 个月时达到峰值,随后下降大约 20%,并在整个孕期保持这个水平。

四、卵巢衰退

伴随着年龄增长,卵泡池和卵母细胞的质量和数量都呈下降趋势。采用直线外推法(linear extrapo-lation)预测有规律月经妇女的卵泡消耗,到 50 岁每个卵巢将会存有 2 500~4 000 个始基卵泡。因为绝经后的卵巢多半缺乏卵泡,卵泡消耗在生育期最后 10 年内明显加速。在平均年龄 45~46 岁时,达到低于几千个卵泡的临界数量,月经会不规律发生。在一些研究中,切除单侧卵巢和未产与早绝经有关,产次增加与晚绝经有关。

第四节　子宫内膜及其他生殖器的周期性变化

子宫内膜及其他女性生殖器随卵巢的周期性变化而发生改变,其中,子宫内膜的周期性变化最为显著。

一、子宫内膜的周期性变化

子宫内膜分为基底层和功能层,基底层与子宫肌层相连,不受卵巢激素周期性变化的影响,月经期不发生脱落。功能层靠近子宫腔,受卵巢周期性变化的调节,在月经期脱落坏死。子宫内膜的周期性变化一般分为三期,即增殖期、分泌期、月经期。

1.增殖早期

在增殖早期,子宫内膜的厚度通常不超过 2 mm。基底层细胞和上皮的增殖在子宫下部及子宫角处持续进行,使腔上皮在月经周期第 5 天时修复。此时,子宫腺上皮和基质细胞的有丝分裂活动非常活跃。显然,这种反复的"伤口愈合"过程在正常情况下不会产生疤痕。

子宫内膜增殖早期的腺体窄、直、呈管状,由砥柱状细胞排列而成。这种细胞的细胞核呈圆形,位于细胞的基底部。

2.增殖晚期

在增殖晚期,由于腺体的增生和基质细胞外基质的增加,子宫内膜增厚。接近子宫内膜表面的腺体被宽松地隔开,而在较深层的子宫内膜腺体变得更拥挤、更弯曲。随着排卵时间的临近,子宫腺上皮细胞变高,并形成假复层。

3.分泌早期

尽管在增殖期子宫内膜腔上皮和腺上皮细胞也有分泌活性,但是仍然以排卵作为子宫内膜周期性分泌期开始的标志。上皮细胞和基质细胞的有丝分裂活动仅限于排卵后前 3 天内,之后很少能再观察到。在分泌早期,腺上皮细胞和基质细胞核出现异染色质。腺上皮细胞开始在细胞的基底部聚集富含糖原的空泡,将细胞核推移到柱状细胞的中央。基质水肿使子宫内膜变得越来越厚。

4.分泌中期

周期中此期的特征性表现为螺旋动脉的发育。由于这些血管的增长速度比子宫内膜增厚快,所以变得越来越卷曲。子宫腺体在分泌中晚期变得弯曲。它们的分泌活性在排卵后 6 天达到最大,表现为细胞质中的空泡散失。

5.月经前期

月经前期的主要组织学特征包括:由基质金属蛋白酶催化的基质网的降解、基质内多形核白细胞和单核白细胞的浸润、子宫内膜腺体"分泌耗竭",此时上皮细胞的核位于基底部。颗粒淋巴细胞核的形态学变化被认为是月经期来临的前兆之一,这种形态学变化包括提示细胞凋亡的核溶解和核碎裂。这些变化发生在细胞外基质降解和白细胞浸润之前。在腺上皮细胞中,分泌早期和中期形成的核仁管道系统和巨大线粒体均消失。月经形成之前,内膜萎缩,部分是由于分泌活性消失和细胞外基质降解。

6.月经期

雌激素和孕激素的撤退导致月经到来,标志着获得妊娠失败,需要脱落掉子宫腔面被覆的自发蜕膜化的子宫内膜。

二、子宫颈的周期性变化

子宫颈作为一个生物瓣膜,控制着精子和微生物进入子宫腔。在妊娠期,它还有助于保留胎儿、胎儿附属物以及宫腔内的液体直至分娩。宫颈内被覆高柱状纤毛细胞和无纤毛的分泌细胞。颈管内上皮下是丰富的细胞外基质,由胶原纤维、弹性纤维、成纤维细胞和部分平滑肌细胞(约占 10%)组成。在颈管内没有真正的腺体,但有一些隐窝或小沟组成的复杂系统。这些宫颈管细胞与宫颈阴道部有一条非常明显的分界线,宫颈的阴道部被覆复层扁平上皮。

育龄期妇女的宫颈管内分泌细胞平均一天能产生 20~60 mg 黏液。在月经期中期,这个产量会增加 10~20 倍。宫颈黏液是水、电解质和黏蛋白的混合物,卵巢排卵时水的含量会增加到 98%,无机盐约占黏液重量的 1%。在围排卵期黏蛋白形成水化胶,是一种有大筛孔的网状结构,它有利于运动的精子穿过。排卵前期,宫颈黏液量多、稀薄、透明无细胞,pH>7。通过评价宫颈黏液的量,包括拉丝能力和蕨样变能力的流变学特点的半定量评分表和宫颈、宫颈口的外观表现,来判断女性雌激素水平的状态。

三、输卵管的周期性变化

输卵管的形态和功能在雌孕激素的周期性调节下发生变化。排卵时输卵管伞部变得充血和肿胀,出现脉冲性波浪式运动。雌激素主要促进纤毛产生,而孕激素主要促进上皮细胞的收缩和去纤毛化。在雌、孕激素的协同作用下,受精卵在输卵管内的正常运行达子宫腔。

第五节　月经周期的调节

正常妇女生殖功能包括周期性卵泡发育、排卵和内膜变化,后者为可能发生在本周期的妊娠着床做准备。这种规律的排卵周期是通过对下丘脑、垂体和卵巢发出的刺激和抑制信号进行功能精确和及时的整合而达到的。

月经周期的调控是一个非常复杂的过程,受下丘脑-垂体-卵巢轴的支配。卵巢功能受垂体控制,而垂体的功能又受下丘脑的调节,下丘脑又接受大脑皮质的支配。但卵巢所产生的激素还可以反过来影响下丘脑与垂体的功能,即反馈作用。在中枢神经系统的影响及这些器官之间的相互协调作用下,才能发挥正常的生理功能。内、外因素的刺激均能影响这些相互协调的作用。子宫内膜之所以有周期性变化,是受卵巢激素的影响而产生周期性变化。生殖系统通过下面这种经典的内分泌模式发挥功能,由下丘脑向垂体门脉系统脉冲式地分泌促性腺激素释放激素(GnRH)所启动。GnRH调节FSH和LH在垂体前叶的合成和随后释放进入血液循环。FSH和LH刺激卵巢卵泡的发育、排卵和黄体形成。

生殖系统的神经、内分泌控制需要促性腺激素的脉冲式分泌并释放入垂体门脉系统,刺激促性腺细胞合成与分泌LH和FSH。接下来,促性腺激素刺激卵泡发育和性腺甾体激素或肽类的分泌;后者负反馈作用于下丘脑和垂体,抑制促性腺激素的分泌。在月经中期,雌二醇水平升高的正反馈作用产生排卵前促性腺激素峰值。

这个系统的一个关键部分是卵巢甾体激素和抑制素对促性腺激素分泌的调节作用,这种调节作用或是直接作用于垂体水平,或是通过改变GnRH分泌的幅度和频率来实现。FSH分泌的负反馈约束对于人类生殖周期独特的单个成熟卵细胞的发育是至关重要的。除了负反馈控制,月经周期在内分泌系统中的独特之处还在于依赖雌激素正反馈产生排卵前的LH峰,后者对排卵是基本要素。

月经周期的卵泡期始于月经第一天,包括多个卵泡的募集、优势卵泡的出现和内膜的增殖,在排卵前LH高峰出现日结束。黄体期,始于LH高峰出现后,以黄体形成、分泌孕酮为特征,并协调内膜的一系列改变为着床做准备,若未发生妊娠,内膜将随着黄体的萎缩失去血供,发生脱落。

E_2对下丘脑产生两种不同的反馈作用,即负反馈和正反馈作用。随卵泡的发育,其产生的E_2反馈作用于下丘脑抑制GnRH的释放从而实现对促性腺激素脉冲分泌的抑制作用即负反馈作用。

随卵泡发育成熟,当E_2的分泌达到阈值(250～450 pg/ml),并维持达2天时,E_2就可发挥正反馈作用,刺激LH和FSH分泌出现高峰。一旦达到阈值,促性腺激素分泌的高峰就不受E_2浓度是否进一步增高所影响。

在黄体期,促性腺激素的脉冲分泌产生抑制作用,黄体失去促性腺激素的支持而萎缩,由其产生的两种卵巢激素也随之减少。子宫内膜因失去卵巢性激素的支持而萎缩、坏死、出血、剥脱,促成月经来潮。在卵巢性激素减少的同时,解除了对下丘脑的抑制,下丘脑得以再度分泌有关释放激素,于是又开始另一个新的周期。如此反复循环,使月经能按期来潮。

第二章　妇科急腹症

第一节　卵巢破裂

卵巢破裂(ovariorrhexis)是指卵巢的成熟卵泡、黄体、黄体囊肿、子宫内膜异位囊肿或肿瘤在某些因素作用下发生破裂,导致卵巢血管破裂出血或卵巢囊内液溢出等,严重者可造成腹腔内大量出血,其发生率为3%左右。最常见的是卵巢黄体破裂,约占卵巢破裂的80%,其他还可见滤泡囊肿、卵巢巧克力囊肿及卵巢肿瘤破裂等。

卵巢破裂多为外界诱因所致,也可为自发性,还有一部分为医源性损伤。常见的诱因主要是外力因素,如腹部遭重击(拳打、脚踢、撞击等)、妇科检查、性交、B超检查、穿刺抽吸、腹部针刺治疗等均可能引起卵巢破裂。卵巢黄体囊肿、巧克力囊肿、肿瘤及卵巢过度刺激综合征患者增大的卵巢等可因囊内压增大、肿瘤侵蚀囊壁等发生自发性破裂。医源性卵巢破裂多见于子宫附件手术时引起卵巢损伤和不同程度的卵巢破裂;辅助生殖治疗中的卵泡穿刺、取卵均可致卵巢破裂。

一、卵巢黄体囊肿破裂

卵巢黄体囊肿破裂(mpture of ovarian corpus luteum cyst)是临床上最为常见的卵巢破裂疾病。卵巢在排卵后形成黄体,正常成熟黄体直径2~3 cm,若黄体腔内有大量的积液,使腔的直径超过3 cm形成黄体囊肿,在外力作用或其他因素影响下可引起囊肿破裂、出血,甚至引起急腹症。

(一)病因

在卵巢黄体血管化时期,容易破裂,一般先在内部出血,使囊内压增加,继而引起破裂出血。原有基础性疾病如血液病者,凝血机制异常,易出血且不易止血。此外,外伤、性交、妇检、卵巢受直接或间接外力作用、盆腔炎症等其他因素均可能导致黄体囊肿破裂。

(二)临床表现

1.症状

可发生于已婚或未婚妇女,以育龄期妇女最常见。一般在黄体期,常有性交、外伤等诱因,突然出现下腹疼痛,一侧开始,逐渐蔓延至整个腹腔,伴恶心、呕吐、大小便频繁感。重者可出现口干、心悸、头晕、眼花、晕厥等休克症状。亦有少数患者无明显诱因,腹痛发生于月经中期。

2.体征

痛苦面容,腹肌轻度紧张,压痛反跳痛,宫颈举痛,后穹隆饱满、触痛,子宫一侧可扪及界限不清的包块,早期如嫩豆腐感,晚期质硬、不活动、触痛明显。出血多者可出现贫血貌,脉率快、四肢湿冷、血压下降等休克表现,腹部叩诊移动性浊音阳性。

(三)诊断与鉴别诊断

1.一般根据病史、症状、体征能明确诊断

下列化验和辅助检查有助于诊断和鉴别诊断。

(1)血常规:血红蛋白下降。

(2)血或尿 HCG 测定:阴性,但妊娠黄体破裂为阳性。

(3)B超:患侧卵巢增大或包块形成,盆腹腔积液。

(4)阴道后穹隆穿刺:抽出不凝的暗红色血液。

(5)腹腔镜检查:这是确诊的金标准,可见腹腔内积血,卵巢破裂有血块附着或活动性出血。

2.鉴别诊断

主要与以下疾病相鉴别。

(1)异位妊娠破裂或流产:腹痛、少许阴道流血、腹腔内出血体征与卵巢黄体囊肿破裂相似,但该病有停经史、早孕反应,做妊娠试验即可鉴别。

(2)急性阑尾炎:有转移性右下腹痛,体温升高,腹膜刺激征明显,白细胞水平升高;但无腹腔内出血症状体征,妇科检查宫颈无举痛或轻微举痛可以鉴别。

(3)卵巢巧克力囊肿破裂:一侧腹痛开始,常发生于月经后半期,与本病相似,但其有痛经、盆腔包块史或明确的子宫内膜异位症病史,腹腔内出血的症状体征不明显,阴道后穹隆穿刺出淡咖啡色液体有助鉴别。腹腔镜检查可见卵巢巧克力囊肿及其他子宫内膜异位病灶。

(四)治疗

1.保守治疗

适用于出血少者,主要措施是卧床休息和应用止血药物。

2.手术治疗

适用于出血多者,若合并休克,应在积极纠正休克的同时手术治疗。现首选腹腔镜手术,吸尽积血,电凝或缝合止血,术式选择的原则是尽量保留卵巢功能,尤其是有生育要求的患者。若出血迅猛或无腹腔镜手术条件者,也可行开腹手术,术后纠正贫血。

二、卵巢巧克力囊肿破裂

卵巢巧克力囊肿破裂(rupture chocolate cyst of ovary)是常见的妇科急腹症之一,据文献报道发生率在 4.2%～7.3%。是由于卵巢巧克力囊肿即子宫内膜异位囊肿在外力作用下或自发破裂,囊液溢入盆腔刺激腹膜所致。常引起剧烈腹痛、恶心呕吐,甚至血压下降和休克表现,需急诊手术处理。

(一)病因和发病机制

子宫内膜异位症患者,卵巢最易被异位内膜侵犯,约80%病变累及一侧,累及双侧占50%。随病变发展,异位内膜侵犯卵巢皮质并在其内生长,反复周期性出血,长期形成子宫内膜异位囊肿,在月经期内出血增多,腔内压力增大,整个囊肿迅速增大,囊液为褐色黏稠血液。囊肿可自发破裂,多在月经期前后囊内反复出血囊内压急剧增高所致;也可在外力作用下发生破裂,常见于妇科检查、性交及腹部撞击等;少数情况下,卵巢巧克力囊肿恶变,囊壁血供不足,侵蚀、穿破囊壁发生自发性破裂。

卵巢巧克力囊肿破裂时,若破口小,仅少许囊液溢出,刺激局部腹膜发生局部炎性反应和组织纤维化,使裂口自行封闭,但也造成卵巢与邻近脏器紧密粘连,致使卵巢固定在盆腔内,活动度差,可借此与其他出血性卵巢囊肿鉴别。若破口较大,囊液流出多,则引起严重腹膜刺激征,出现剧烈腹痛、恶心呕吐及肛门坠胀等症状。若破裂时累及囊壁血管,还可合并内出血,也是形成急腹症的因素之一。

(二)临床症状

1.症状

(1)多发生在月经前和月经周期后半期(黄体期),常有性交、妇科检查或外力撞击等诱因,也可无明显诱因而自发发生。

(2)突发下腹剧痛,开始于一侧,继之整个腹部疼痛,伴恶心、呕吐和肛门坠胀。

(3)偶有血压下降和休克症状。

2.体征

(1)腹部有明显的腹膜刺激症状,有明显压痛、反跳痛及肌紧张。

(2)偶有移动性浊音。

(3)妇科检查于盆腔一侧或双侧可触及边界不清的包块,常与子宫后壁紧贴,不活动,有触痛。

(三)诊断与鉴别诊断

1.诊断

根据有痛经和盆腔包块史或明确的子宫内膜异位症病史,结合症状与体征,一般不难诊断。若在直肠子宫陷凹扪及触痛结节;B超提示卵巢囊肿,囊壁厚,囊液内见反光增强的细点或分隔状;阴道后穹隆穿刺出咖啡色样液体可以确诊。腹腔镜检查是目前诊断的最佳方法,可同时手术治疗。

2.鉴别诊断

主要与以下疾病鉴别。

(1)异位妊娠破裂:一侧下腹剧烈腹痛后累及全腹,腹部明显压痛反跳痛,妇科检查附件扪及边界不清的包块等表现与卵巢巧克力囊肿破裂相似,但有停经史、早孕反应,阴道后穹隆穿刺出不凝血,妊娠试验阳性可鉴别。

(2)卵巢黄体破裂:均由一侧腹痛开始,常发生于月经后半期,但腹腔内出血的症状体征较明显,阴道后穹隆穿刺出不凝血有助鉴别。

(3)卵巢囊肿扭转:常发生于体位、腹压剧变后或孕中期、产后,腹膜刺激征不明显,B超提示盆腔无积液或少许积液可以鉴别。

(4)急性阑尾炎:有转移性右下腹痛,腹膜刺激征明显,麦氏点压痛反跳痛,常伴体温升高、白细胞升高,B超提示无盆腔积液,不难鉴别。

（四）治疗

（1）确诊后宜立即手术，因流出的囊液可引起盆腔粘连、不孕或异位的内膜再次播散和种植。首选腹腔镜手术，术中彻底冲洗吸引溢入盆腔内的囊液，做囊肿剥除术，尽量减少正常卵巢组织损伤，维持卵巢功能，减少不孕机会。

（2）若囊肿与周围组织致密粘连，原则上应尽量剥除囊肿。当卵巢周围粘连严重，强行剥除易损伤脏器时，则可切开放液，并反复冲洗囊腔，行囊壁电凝术，并使用防粘剂，术后辅以药物治疗。

（3）对年龄较大且已有子女者，若疑有卵巢巧克力囊肿恶变者，可考虑做患侧附件切除。

（4）术后一般宜服用治疗子宫内膜异位症的药物，以防止肉眼未能检出的病灶或囊液污染盆腔引起新的播散和种植。常用药物包括促性腺激素释放激素激动剂（GnRHa）、达那唑和内美通、口服避孕药、米非司酮、含孕激素的宫内节育器等。

三、卵巢肿瘤破裂

卵巢肿瘤破裂（rupture of ovarian tumor）是卵巢肿瘤常见并发症之一，约 3% 卵巢肿瘤会发生破裂。

（一）病因

1.自发性卵巢肿瘤破裂

肿瘤迅速侵蚀性生长，囊壁血供不足，侵蚀、穿破囊壁薄弱部分导致。

2.外伤性卵巢囊肿破裂

常由外力，如腹部重击（拳打、脚踢、撞击等）、分娩、性交、妇科检查、B超检查及穿刺等引起肿瘤壁破裂。

（二）临床表现

1.症状

症状轻重取决于破裂口大小、流入腹腔的囊液性质和量。小囊肿或单纯性浆液性囊腺瘤破裂时，仅感轻微或中等强度腹痛；大囊肿或成熟型畸胎瘤破裂后，常致剧烈腹痛、恶心呕吐，有时导致内出血、腹膜炎或休克。

2.体征

腹膨隆，压痛反跳痛，腹肌紧张，有时有移动性浊音；妇科检查和腹部检查发现原有肿瘤消失或缩小，子宫和肿块有漂浮感。不同卵巢肿瘤破裂后，溢入盆腔的囊液性质不同可产生不同的后果和症状体征。如卵巢黏液性囊腺瘤或癌的黏液性物质，可形成腹膜黏液瘤及肠粘连；囊性畸胎瘤的皮脂、角蛋白溢入盆腔，可造成腹膜油脂肉芽肿等，更主要是恶性卵巢肿瘤破裂易致盆腹腔转移。

（三）诊断

原有卵巢肿瘤者，在腹部重压、妇科检查、性交、B超检查或穿刺等诱因后，突然出现腹痛、腹膜刺激征，妇科和腹部检查肿块消失或缩小，甚至腹部膨隆、休克等症状，应考虑是否有卵巢肿瘤破裂。B超提示有液性暗区，阴道后穹隆穿刺出囊内容物或血性液体有助于诊断。腹腔镜检查是确诊手段。

（四）治疗

凡疑有或确诊卵巢治疗破裂者,应立即手术治疗。可选择腹腔镜或直接开腹手术。术中应尽量吸净囊液,清洗盆腹腔,并涂片行细胞学检查,切除标本送病理学检查,尤其注意破口边缘有无恶性病变。若疑为卵巢恶性肿瘤破裂需做冷冻切片检查,确定为卵巢恶性肿瘤后按恶性肿瘤处理原则处理。

第二节　出血性输卵管炎

出血性输卵管炎是急性输卵管炎的一种特殊类型,在输卵管间质层发生出血,突破黏膜上皮进入管腔,甚至由伞端流入腹腔,引起剧烈腹痛和腹腔内出血为主要症状的妇科急腹症,其发病率占妇科急腹症 3‰～5‰,近年来有上升趋势。

一、病因

暂未明确,可能与妇科手术后,特别是人工流产、宫腔镜检查及分段诊刮等宫腔操作术后引起的亚临床感染有关。

二、临床表现

1.症状

多数患者有宫腔操作、近期分娩或盆腔检查病史。发病前有性生活史,发病年龄多为青壮年已婚者,仅少数为未婚。主要表现为下腹痛伴肛门坠胀感,阴道不规则出血,无明确停经史,多数腹腔内出血不超过 200 ml。严重者可表现为头晕、心悸等休克症状。

2.体征

发热、脉率快,下腹痛,反跳痛,严重者表现为腹部移动性浊音阳性,低血压。宫颈举痛,后穹隆触痛,附件区压痛。

三、诊断与鉴别诊断

下列化验及辅助检查方法可协助诊断。

1.血常规

血红蛋白基本正常,白细胞及中性粒细胞升高。

2.妊娠试验

阴性。

3.B 型超声检查

附件包块及腹腔积液。

4.后穹隆穿刺

一般可抽出不凝固的血性液体。

5.腹腔镜检查

腹腔积血,一侧或双侧输卵管增粗、充血、水肿或周围粘连等。

四、治疗

出血性输卵管的治疗以抗炎止血治疗为主,抗生素宜选用广谱抗生素,同时予抗厌氧菌治疗。对有大量出血休克者,经非手术治疗无显著效果者以及炎症重伴高热、可疑脓肿形成者。可行剖腹探查或腹腔镜探查,手术方式以保守治疗为宜。

第三节　卵巢囊肿或肿瘤扭转

卵巢囊肿或肿瘤扭转是常见的妇科急腹症之一,居妇科急腹症第五位,也是卵巢囊肿最常见的一种并发症,约 10％卵巢囊肿或肿瘤发生蒂扭转。卵巢囊肿或肿瘤的蒂由骨盆漏斗韧带、卵巢固有韧带和输卵管组成。当蒂沿一个方向旋转时,供应卵巢囊肿或肿瘤的血管发生扭曲,使卵巢囊肿缺血,甚至坏死破裂,引起剧烈腹痛。蒂扭转好发于瘤蒂长、中等大小、活动度良好、重心偏于一侧的肿瘤(如囊性畸胎瘤、黏液性及浆液性囊腺瘤等),多发生在体位突然变动时、妊娠期或产褥期子宫位置发生改变时。青年女性比较常见,但也可以发生于绝经后妇女及少年儿童,甚至新生儿。

卵巢扭转是指卵巢因各种原因导致扭转的一种疾病,多见于 10 岁左右的女孩。卵巢扭转轻者于短时间内可自行缓解,但易反复发作,重症卵巢扭转不易恢复,卵巢扭转后血管梗死,组织缺血,进一步发展也可发生破裂。

一、病因

卵巢囊肿或肿瘤扭转的原因多与腹压的突然改变有关。卵巢囊肿或卵巢肿瘤若蒂部较长,囊实部位不一,重心和极性改变,在体位突然改变时,如跳跃、转身、翻滚、倒立等动作或从事某一劳动突然停止时,身体的运动停止而引起瘤蒂的扭转。此外膀胱充盈、排空、咳嗽或肠蠕动,也可引起扭转。妊娠期,卵巢囊肿或肿瘤随增大的空间升入腹腔,有较大的活动空间,或产后子宫骤然缩小,腹壁松弛,子宫的推移和牵引也可发生蒂扭转。卵巢扭转多由于先天性异常,如输卵管或卵巢系膜过长,常呈螺旋形而发生;其次是先天性生殖器官异常,如单角子宫,两侧不对称可能是卵巢扭转的诱因。因右侧盲肠蠕动较多,盆腔有较大的活动空间,卵巢扭转以右侧多见。近年来随着辅助生殖技术的开展,卵巢过度刺激造成卵巢扭转的发生率有所上升。

二、病理变化

卵巢肿瘤扭转沿着蒂的方向发生,为顺时针或为逆时针。发生蒂扭转有不同程度,可为轻微、90°、180°、360°扭转或扭转数圈不等。扭转不足 360°时称不全扭转,有自然松解回复的可能;如扭转 360°以上则称完全扭转,此时不能恢复。卵巢肿瘤蒂或卵巢发生急性扭转后,瘤体的血液循环发生障碍，可压迫瘤蒂中的静脉，静脉回流受阻，而动脉继续供血，瘤内高度充血或血管破裂，致使瘤体急剧增大，瘤内出血，肿瘤呈紫褐色，蒂部进一步扭转可使动脉血流闭塞受阻，肿瘤发生缺血、坏死变为紫黑色，易破裂和继发感染。

三、临床表现

典型症状是突然发生一侧下腹剧痛，常伴恶心、呕吐甚至休克，系腹膜牵引绞窄引起，一般无放射性疼痛。若是不全扭转，则出现轻微疼痛或间歇性疼痛，有时扭转自行复位，则疼痛随之缓解。部分患者既往自己曾扪及下腹可活动的包块，或既往妇科检查发现有附件包块，并可有类似疼痛发作的历史。若在体位改变后发生下腹部剧痛，或原有附件包块在体位改变后出现剧烈腹痛，应考虑扭转的可能。腹部检查时，下腹一侧可有不同程度的压痛、反跳痛或肌紧张，但不一定在腹部触及肿块。盆腔检查时可触及包块，位于子宫旁，子宫与肿块连接处即蒂扭转处触痛明显。扭转发生数小时后有体温升高、白细胞计数增高和血沉略增快等。B 型超声检查可发现盆腔包块，结合临床也有助于诊断。

四、诊断及鉴别诊断

本病的典型症状与体征：既往有附件肿块病史的患者突发性一侧下腹剧痛，呈持续性、阵发性加剧，常伴恶心、呕吐甚至休克。妇科检查扪及附件区肿块张力大，压痛，以瘤蒂部最明显。超声检查可以探及附件区肿物回声。典型病例诊断多无困难，但并非所有的病例都有明显的触痛点，因为扭转的蒂部可能位置较深，有时不全扭转可以自然复位，腹痛可随之缓解。此外，一些患者延迟就诊，或者误以为外科疾患，是临床漏诊或误诊的原因。为了提高诊断符合率，及早诊断和治疗，应仔细询问病史，详细查体，结合辅助检查，作出正确诊断。

超声对卵巢扭转的诊断除了二维超声所提供的卵巢形态学改变外，主要依靠对扭转血管蒂的识别。超声图像显示，不完全性蒂扭转时，囊性肿块的壁因水肿而增厚；完全蒂扭转时，囊性肿块的无回声区内可因出血坏死有光团出现，扭转的蒂部回声杂乱，蒂长者扭转时同侧附件区出现双肿块图像，即近子宫的"实性肿块"系肿块的蒂将输卵管、阔韧带、血管或肠管扭转而成，形态不规则，轮廓欠清晰。彩色多普勒超声可显示扭转血管蒂所形成的低回声包块，不全性扭转的血管蒂直径较完全性扭转的血管蒂直径小，临床症状轻，有时可自行缓解，CDFI 于扭转的蒂内、囊肿的周边或肿瘤内实性区仍可检出少量动、静脉血流信号，超声确诊相对较难。完全性扭转因动脉血流受阻而易发生卵巢坏死或肿瘤坏死破裂或继发感染，盆腔有炎性渗出液，且CDFI 在扭转的蒂部、卵巢周边及内部均未见动、静脉血流，因此诊断较为容易。

五、治疗

扭转一经确诊，应尽快处理。选择何种手术方式与囊肿性质、扭转时间、扭转的程度以及患者的年龄有关。传统的手术方法是行患侧附件切除术，不采取患侧附件松解，目的是避免卵巢静脉内已形成的血栓脱落发生肺动脉栓塞的危险。术时在蒂根下方钳夹后再将肿瘤和扭转的瘤蒂一并切除，钳夹前不可将扭转组织复位。

由于卵巢囊肿或肿瘤扭转多发生于年轻女性，此年龄段的女性多有生育要求，且随着生活水平的提高,年轻妇女保护卵巢内分泌功能的意识增强,因此,保留卵巢的保守性手术已受到日益关注。近年国内外均有对卵巢肿瘤蒂扭转患者实行保守手术成功的报道。有研究认为卵巢囊肿蒂扭转发生卵巢静脉栓塞的概率为 0.2%,与是否复位无关。国内有报道采用高位结扎卵巢动、静脉后将扭转的附件复位,剔除卵巢囊肿,既切除了卵巢病变,保留了卵巢功能,又可防止肺动脉栓塞,术后随访患者卵巢均有卵泡发育,血供正常,且均无卵巢功能减退的症状。该术式的理论依据是卵巢具有双重血液循环(卵巢动静脉和子宫动静脉的分支)的解剖特点。采用近端结扎卵巢动静脉的方法阻断了血栓脱落的通道,避免了肺动脉栓塞的发生,而子宫动脉上行的卵巢支及其后形成的侧支循环可提供卵巢血供。但该术式对卵巢正常功能的影响尚存在争议。

目前多主张对于年轻的患者,良性肿瘤轻度扭转无坏死者。血运良好,可行单纯囊肿剥除术;对良性肿瘤坏死或年龄>45 岁且无生育要求者行患侧附件切除术,酌情行对侧卵巢探查术;对于术前查体及超声提示恶性可能的患者,应做好充分的术前准备,术中行冷冻切片,避免二次手术。若病理证实为交界性或恶性肿瘤者则需根据患者年龄、生育要求、病理类型制订相应的手术方案。

六、特殊类型的卵巢囊肿蒂扭转

妊娠合并卵巢囊肿的发生率为 0.05%。由于妊娠时盆腔充血,骨盆漏斗韧带变软、变长,随着子宫增大,卵巢囊肿位置随之改变,进入腹腔,活动空间变大,卵巢囊肿扭转在孕期发生率较非孕期高 3 倍,最常发生于孕 6~16 周。妊娠合并卵巢囊肿扭转比非孕期危害大,因孕期临床表现缺乏特异性,易导致误诊。如果诊治不及时,可导致母亲卵巢坏死、功能丧失,胎儿流产、早产,甚至危及母儿生命。如果是恶性卵巢囊肿,妊娠期盆腔充血,可使肿瘤迅速增大,促使肿瘤扩散。目前国内多采用 B 超作为主要的辅助检查手段,而国外学者认为磁共振更适用于妊娠期妇女,是诊断卵巢囊肿扭转的有效的辅助检查方法,可以与阑尾炎、盆腔脓肿鉴别。在排除恶性或者交界性肿瘤后,妊娠期可严密观察,如果密切观察过程中腹痛进行性加重或者不除外恶性肿瘤时需要及时行探查术。

老年女性妇科急腹症以卵巢囊肿扭转和破裂为多见,占 86.1%,卵巢囊肿蒂扭转的发生率为 6%,病理类型以卵巢黏液性及浆液性囊腺瘤多见。由于老年人生理功能减退,反应迟钝,大多腹痛及腹部体征不明显;此外,内科合并症多,易掩盖急症症状和体征,加之对疾病认识不够,不愿就诊而延误就诊时间,致使病情复杂,容易误诊,如不及时处理,会造成严重后果。及时手术对老年妇女非常重要,应根据患者的全身情况及肿块的性质制订适当的手术方案。因老年患者合并症多,机体防御功能薄弱,如为良性肿瘤可行患侧附件切除术;如果术中冷冻病理检查为恶性肿瘤,应酌情制订相应的手术方案,必要时术后化疗;要加强围术期的管理,减少并发症的发生。

七、预后及防治

绝大多数患者手术后即可顺利恢复。因肿瘤多为良性,预后一般良好。如扭转严重或时间过长,肿瘤已有继发感染,或已破裂,内容物溢入腹腔,则有可能引起继发性腹膜炎。

卵巢囊肿或肿瘤扭转主要的预防措施是定期行妇科检查,做到卵巢囊肿或肿瘤的早发现、早诊断、早治疗。生育年龄女性应常规进行妇科检查,必要时配合超声和肿瘤标志物检查;孕前加强优生优育教育,进行妇科检查,减少妊娠合并卵巢囊肿扭转的发生,避免发生流产、早产,降低围生儿的发病率和死亡率;对腹痛的幼女或女童,不能忽略盆腔的检查,并结合超声,力争早期诊断和治疗,以免延误病情,造成永久性的一侧卵巢功能的丧失。对老年妇女要加强宣教,及时就诊和治疗,减少手术并发症的发生。有卵巢囊肿病史的妇女,一旦出现腹痛症状,应及时就诊。在内外科就诊的急腹症患者,要重视科室间的协作,对于女性患者进行必要的妇科检查,以免误诊。

第四节　子宫或子宫肌瘤扭转

子宫扭转罕见,可分为非孕期子宫扭转、孕期子宫扭转、子宫肌瘤子宫扭转和畸形子宫扭转等。子宫结构异常是重要原因之一,值得注意其中一部分为医源性子宫结构异常,如剖宫产后峡部愈合不良会导致宫颈长度异常而引起子宫扭转。子宫扭转症状急剧,不及时处理后果严重,应及时诊断和处理。

非孕期子宫扭转,多发生在盆腔病理情况。如子宫发育异常的双子宫,双角子宫的一侧子宫有肌瘤存在时,因两侧重量不一,重心偏移;或子宫一侧附件缺如、圆韧带缺如,致子宫两侧拉力不等;或卵巢肿瘤较大,均可因肠蠕动的推动或突然改变体位而导致子宫扭转;也有因脊柱、骨盆畸形发生子宫扭转者,盆腔无病理改变而在体位变更时也可能发生子宫扭转。

妊娠子宫,尤其在妊娠晚期,多伴有不同程度的右旋,但旋转角度不超过30°,如果妊娠子宫向左或右旋转超过90°,同时伴有腹痛等症状者称妊娠子宫扭转。妊娠合并子宫肿瘤、双角子宫、胎儿横位、卵巢肿瘤合并妊娠、盆腔粘连、脊柱畸形及其他类型的胎位不正等病理改变均可使妊娠子宫的左右两侧的重量不均衡发生扭转。突然的体位改变、不良姿势以及胎动等,是引起妊娠子宫扭转的常见诱因。

子宫扭转甚为罕见,缺乏典型临床表现,易误诊,常突然发病,表现为突发性、持续性腹痛,伴恶心、呕吐、腹胀或排尿困难等,有时可伴内出血症状。查体腹部压痛反跳痛,肌紧张,妇科检查子宫有剧痛,阴道检查时因阴道扭转而使顶部成一盲端,宫颈上缩至耻骨联合上,尿道也可随扭转呈螺旋弯曲,或闭塞不通,致导尿困难,若妊娠子宫扭转,子宫缺血导致胎儿宫内窘迫而死亡,子宫淤血浸润卒中,查其阴道上段及宫颈可呈螺旋状扭转,故妊娠子宫扭转是产科最严重的并发症之一。B超、腹腔镜可协助诊断,但以腹腔镜检查更为明确,扭转时间长者,子宫呈紫褐色。

妊娠子宫扭转,不论胎儿存亡,均应手术,尽可能先将子宫复位再行剖宫产,以求抢救母儿生命,尽量保留子宫。若扭转时间长,子宫已经坏死,血管内血栓形成者,或胎盘早剥子宫完全卒中者,处理常须作子宫切除或次全切除,如仅轻度扭转可考虑复位。

第三章 妇科炎症

第一节 外阴炎症

一、外阴炎

外阴炎(vulvitis)是指外阴(阴阜、大阴唇、小阴唇、阴蒂和阴道前庭)的皮肤和黏膜发生的炎症。由于外阴是月经血的流向之处,阴道口又是性交、分娩及各种宫腔操作的必经通道,加之阴道分泌物、尿液、粪便的刺激,因此易发生炎症,其中小阴唇最易受罹。

（一）病因

非特异性外阴炎多为混合感染,常见的病原体为葡萄球菌、乙型溶血性链球菌、大肠埃希菌以及变形杆菌等。局部刺激是外阴炎的易患因素,如月经血或产后恶露的刺激,宫颈炎、阴道炎及宫颈癌时的分泌物,尿液、粪便,特别是尿瘘的尿液和粪瘘的粪便长期刺激,糖尿病含糖的尿液以及卫生巾或护垫引起的物理及化学性刺激,穿紧身化纤内裤造成的局部通透性差和经常湿润刺激等,易引起外阴部的炎症,尤以是外阴瘙痒时的搔抓伤,细菌很容易自伤口侵入引发炎症。

（二）临床表现

炎症多发生于小阴唇内、外侧或大阴唇,严重时可波及整个外阴部。急性期多主诉外阴部痒、痛、肿胀、灼热感,活动、性交及排尿排便时加重。由于病变累及范围及轻重程度不同,表现也有所不同。可有局部充血、红肿、糜烂,甚至有抓痕,毛囊感染形成的毛囊炎、疖肿,外阴皮肤脓疱病,汗腺炎等。病情严重时,可形成外阴部蜂窝织炎、外阴脓肿、腹股沟淋巴结肿大等,也可形成外阴溃疡而致行走不便。慢性外阴炎多主诉外阴部瘙痒,检查可见局部皮肤或黏膜增厚、粗糙、皲裂甚至苔藓样改变。

（三）诊断

根据病史及检查所见诊断并不困难,阴道分泌物检查有助于明确病因。可以了解是否有滴虫、假丝酵母菌、淋菌、衣原体、支原体、细菌等感染,还应查尿糖,除外糖尿病伴发的外阴炎,对年轻患者,特别是幼儿,应检查肛周有无蛲虫及虫卵,以排除蛲虫引起的炎症。

（四）治疗

1.一般治疗

急性期尽量减少活动,避免性生活,保持外阴局部清洁、干燥,停用外阴局部的刺激性外用品。

2.局部药物治疗

用 1:5 000 高锰酸钾液洗外阴部每日 2～3 次,擦干后用抗生素软膏涂抹,如用 1% 新霉素软膏或金霉素软膏,或敏感试验软膏及可的松软膏等。此外,还可选用局部中药治疗,如苦参、蛇床子、白鲜皮、土茯苓、黄柏各 15 g,川椒 6 g,水煎熏洗外阴部,每天 1～2 次。

3.局部物理治疗

（1）急性期

1）紫外线疗法:用紫外线照射局部。第 1 次用超红斑量（10～20 个生物剂量）,如炎症控制不满意,每天再增加 4～8 个生物剂量。急性期控制后可隔天照射 1 次,直至痊愈。

2）超短波治疗:超短波可用单极法,无热量,每次 5～6 分钟,每天 1 次,炎症逐渐控制后可改用微热量,每天 1 次,每次 5～8 分钟。

3）微波治疗:用圆形电极,距离 10 cm,输出功率 30～60 W,每次 5～10 分钟,每天或隔天 1 次。

（2）慢性期

1）超短波治疗:用单极,微热量,每次 10～15 分钟,隔天 1 次,10～15 次为一疗程。

2）微波治疗:圆形电极,距离 10 cm,输出功率 90～100 W,每次 15 分钟,隔天 1 次。

3）红外线疗法:距离 40 cm,每次 20～30 分钟,每天 1 次,8～12 次为一疗程。

4）坐浴:用 1:1 500 高锰酸钾液,水温 40℃左右,每次 15～30 分钟,5～10 次为一疗程。

4.病因治疗

积极寻找病因,并进行病因治疗,针对不同感染选用相应敏感药物。由糖尿病的尿液刺激引起的外阴炎,应治疗糖尿病;由尿瘘、粪瘘引起的外阴炎,应及时实施修补手术;由阴道炎或宫颈炎引起者,则应对其治疗。

（五）预防

保持外阴清洁、干燥,减少局部刺激,如紧身化纤内裤、分泌物、尿液、粪便等;积极治疗各种易导致外阴炎的疾病。

二、前庭大腺炎

前庭大腺炎（bartholinitis）是病原体侵入前庭大腺引起的炎症。

（一）病因

本病常为混合感染。常见的病原体为葡萄球菌、链球菌、大肠埃希菌,随着性传播疾病发病率的增加,淋病奈瑟菌及沙眼衣原体已成为常见的病原体。此外尚有厌氧菌,其中以类杆菌最多见。因类杆菌属是正常阴道内寄居者,感染机会较多。急性炎症发生时,细菌首先侵犯腺管,腺管开口因炎症肿胀阻塞,渗出物不能排出可形成脓肿。

(二)临床表现

本病多发生于单侧前庭大腺,急性炎症发作时,患侧外阴部肿胀,烧灼感,疼痛剧烈,甚至影响排尿、排便,以至于行走困难。检查可见患处红、肿、触痛,可触及肿块。如已形成脓肿,肿块有波动感,触痛更明显,如未及时处理,脓肿可继续增大,较薄的囊壁可自行破溃,脓液流出后,患者自觉症状减轻。当破口较小,引流不畅,脓液不能全部流出时,其症状可反复发作。常伴有腹股沟淋巴结肿大、体温及白细胞升高等感染征象。

(三)诊断

根据病史及临床所见诊断不难,典型的临床表现是外阴单侧肿大、疼痛、触痛、触及包块。如有破溃,可见脓液流出,或挤压局部见分泌物或脓液。可伴有发热、腹股沟淋巴结肿大和白细胞升高等全身症状。脓液或分泌物检查及培养有助于确定感染的病原体,选择敏感的抗生素。

(四)治疗

急性期应卧床休息,给予抗生素治疗。抗生素的选择应依据药敏试验。但因药敏试验需要一定时间,为避免治疗延误,在药敏试验结果尚未获得之前,应采用经验用药。由于前庭大腺炎的病原体多为需氧菌、厌氧菌及衣原体的混合感染,因此,应选择广谱抗生素或联合用药。可参照常用抗生素的抗菌谱:青霉素对革兰阳性球菌,如链球菌、肺炎球菌及敏感的葡萄球菌作用较强;第一代头孢菌素对革兰阳性球菌作用较强,第二代头孢菌素抗菌谱广,对革兰阴性菌的作用较强,第三代头孢菌素的抗菌谱及抗酶性能优于第一代头孢菌素,有些对厌氧菌有效,可以口服。当患者出现发热,白细胞升高等全身症状时,最好选用静脉给药。如尚未化脓,使用抗生素促使其逐渐好转、吸收,如已形成脓肿,则应切开引流。治疗期间,应保持外阴清洁,可同时进行局部坐浴、理疗等。

三、前庭大腺囊肿

前庭大腺囊肿是因前庭大腺管开口部阻塞,分泌物不能排出,积聚于腺腔所致。可发生在前庭大腺脓肿消退后,脓液逐渐吸收转为清液形成囊肿;也可发生在分娩时阴道及会阴部损伤后形成的瘢痕组织阻塞腺管口;或会阴侧切、缝合时,损伤前庭大腺管,使之阻塞。先天性腺管狭窄或腺腔内分泌物黏稠排出不畅也可导致囊肿形成。

(一)临床表现

如囊肿小且无感染,患者多无自觉症状。当囊肿增大时,外阴患侧肿大,有时可出现外阴坠胀感或性交不适。检查可见外阴患侧肿大,可触及界限清楚、质地较软的囊性肿物,大小不等,多为椭圆形,患侧小阴唇被展平,囊肿较大时,阴道口被挤向健侧。可继发感染形成脓肿反复发作。

(二)诊断

根据外阴患侧肿大,触及囊性包块等临床表现可以作出诊断,有继发感染时可有触痛。须注意应与大阴唇腹股沟疝鉴别,后者与腹股沟环相连,挤压后能复位。包块消失,向下屏气,肿物又出现。

(三)治疗

较小的囊肿可不做处理,定期随诊。如囊肿较大,且有明显症状,或反复发作疼痛,可行手术治疗。前庭大腺囊肿造口术方法简单,损伤小,不影响腺体功能,是常选择的手术方式。需注意的是,切口应足够大,并放置引流,以防术后切口粘连闭合,再次形成囊肿。近年来采用的CO激光造口治疗具有操作简单、治疗时间短、无须缝合、术中出血少、无须住院、治愈率高、复发率低、不良反应少、感染发生率低、能保持腺体功能、不影响性生活质量等优点。

四、外阴丹毒

(一)病因

外阴丹毒(erysipelas of vulva)是一种由乙型溶血性链球菌感染所致的炎性疾病,病变主要位于真皮及表皮。病原体通过外阴部轻微的创伤即可侵入皮肤,因其释放毒素,炎症迅速蔓延,引起局部红肿及全身中毒症状,如病者身体虚弱,免疫功能低,症状则严重。

(二)临床表现

外阴丹毒发病急剧,常有发热等前驱症状,继而出现皮疹。皮疹初起为一结节状红斑,迅速向周围蔓延形成一片红斑。局部红肿、发热、疼痛,严重者红斑表面可呈界限明显地发亮,偶有大水疱及坏疽发生,常有腹股沟淋巴结肿大。应与外阴毛囊炎和外阴疖肿鉴别。

(三)治疗

应卧床休息,给予抗生素治疗,常用青霉素或头孢菌素类,局部可用0.1%依沙吖啶溶液冷敷。

五、外阴糜烂与湿疹

(一)病因

外阴糜烂和湿疹多发生于肥胖妇女,发生原因与外阴炎相同。阴道分泌物多、出汗、尿液及粪便的长期浸渍,特别是尿瘘和粪瘘患者,糖尿病患者含糖尿液的刺激以及穿不透气的化纤内裤,外阴部经常湿润和摩擦及卫生巾、护垫等都可引起外阴糜烂或湿疹。可发生在大小阴唇处、会阴部、大腿内侧、肛门周围以及腹股沟等处。

(二)临床表现

外阴瘙痒、灼热,急性期皮肤发红、肿胀,搔抓后可呈糜烂,或可有渗出液,严重时,可形成溃疡或成片湿疹,腹股沟淋巴结肿大。慢性期表现为外阴皮肤增厚、粗糙、呈苔藓样改变。

(三)治疗

应针对病因治疗。如治疗阴道炎、宫颈炎、糖尿病,修补尿瘘或粪瘘等。保持外阴清洁、干燥、减少摩擦和刺激。可用1:5 000高锰酸钾液坐浴,早晚各1次,每次15~20分钟,也可用理疗。如合并感染,可局部使用抗生素软膏涂抹或全身用药。

六、外阴接触性皮炎

(一)病因

外阴部皮肤接触某种刺激性物质或过敏物质而发生的炎症。如较强的酸碱类物质、消毒剂、清洗液、阴道内放置药物溶解后的液体流出、染色的衣物、卫生巾或护垫等。

（二）临床表现

外阴部接触刺激性物质部位灼热感、疼痛、瘙痒，出现皮疹、水疱、水肿，甚至发生坏死及溃疡。

（三）治疗

应尽快除去病因，避免用刺激性物质，避免搔抓。对过敏性皮炎症状严重者可应用肾上腺皮质激素类药物，局部用生理盐水洗涤或用3％硼酸溶液冷敷，之后擦炉甘石洗剂或氧化锌软膏。如有继发感染可给涂擦抗生素软膏。

第二节 阴道炎症

一、细菌性阴道病

细菌性阴道病（bacterial vaginosis，BV）是最常见的阴道炎症，最初被称为"非特异性阴道炎"。Gardner 和 Duke 首先描述了本病的临床特点和有特征性的线索细胞（clue cell）。1984年，本病被命名为 BV。BV 与许多严重的妇产科合并症有直接关系，通过对 BV 的诊断和治疗，可以预防许多妇产科合并症包括某些早产。

（一）流行病学

BV 发病率在不同的人群和地区变化较大。计划生育诊所就诊女性 BV 的发病率为14％～25％；在妇科门诊，无症状患者 BV 的发病率为 23％，阴道排液患者 BV 的发病率为 37％；STD诊所患者 BV 的发病率为 24％～37％；妊娠女性 BV 发病率在 6％～32％之间。

（二）发病机制

1.阴道微生态失衡

从健康女性阴道可培养分离出 5～15 种主要细菌，卷曲乳酸杆菌、詹氏乳酸杆菌、发酵乳酸杆菌、加塞乳酸杆菌和惰性乳酸杆菌是阴道主要菌群，产 H_2O_2 乳酸杆菌多种代谢产物有抑菌或杀菌功能，产 H_2O_2 乳酸杆菌减少与 BV 发病相关。阴道内其他细菌约占10％，包括表皮葡萄球菌、链球菌和阴道加德纳菌等。BV 患者阴道内出现高浓度阴道加德纳菌、普雷沃菌属、消化链球菌、动弯杆菌或人型支原体等，这些 BV 相关微生物浓度比健康女性阴道中增高 100～1 000倍，乳酸杆菌减少或消失。

BV 患者阴道微生态失衡导致阴道分泌物 pH 升高，二胺、多胺、有机酸、黏多糖酶、唾液酶、IgA 蛋白酶、胶原酶、非特异性蛋白酶、内毒素、白细胞介素 1_a、前列腺素 E_2 和 F_{2a} 浓度升高。这些酶和有机化合物破坏宿主的防御机制，促使宫颈、阴道微生物进入上生殖道。pH 高达 5.5时，会严重地减弱中性粒细胞的吞噬作用和对趋化性刺激的反应。阴道内 pH 升高同时增加异性间 HIV 的传播和易感性，并与胎膜早破和早产有关。

2.微生物感染

Gardner 和 Duke 在 1955 年提出 BV 由阴道加德纳菌感染引起，即单一微生物致病说。之后的研究发现，与 BV 相关的微生物还包括厌氧菌、动弯杆菌和支原体等，即多微生物致病说。Fenis 和 Verhelst 等分别发现阴道阿托波菌与 BV 发病相关，之后，Bradshaw 等发现甲硝唑治疗后复发的 BV 患者阴道阿托波菌检出率较高。Fems 等发现治疗失败的 BV 患者阴道阿托波菌检出率较高。Fredricks 等之后报道了根据 PCR 检出不同细菌诊断 BV 的敏感性和特异性，其中 BVAV1、BVAV2、BVAV3 诊断 BV 的敏感性分别为 43.2%，86.4% 和 42%，特异性分别为 96.7%，92.9% 和 96.7%；阴道阿托波菌和阴道加德纳菌诊断 BV 的敏感性均为 96.3%，特异性分别为 77.1% 和 29.5%。

3.细菌生物膜形成

细菌生物膜(biofilms)是细菌在特定条件下形成一种特殊细菌群体结构，细菌生物膜结构使细菌体被包裹在其自身分泌的多聚物中。Swidsinski 等报道，BV 患者和健康女性阴道内存在包括阴道加德纳菌的多种微生物，但只有 BV 患者阴道内的阴道加德纳菌存在于细菌生物膜中，阴道加德纳菌存在于细菌生物膜可能与 BV 发病相关。Patterson 等发现阴道加德纳菌生物膜形成使其对 H_2O_2 和乳酸耐受性增加 5 倍和 4.8 倍。Swidsinski 等发现经过甲硝唑治疗后，阴道加德纳菌仍大量存在与其形成的生物膜内。所以，阴道加德纳菌生物膜形成可能与 BV 发病和复发有关。

4.免疫缺陷

Ciraldo 等报道甘露糖结合凝集素 2 外显子 54 密码子基因突变在复发性 BV 患者多见，而甘露糖结合凝集素 2 外显子 57 密码子基因多态性在甘露糖结合凝集素外显子 54 密码子基因患者不常见。但 DeSeta 等和 Milanese 等的研究均未证实 BV 患者存在甘露糖结合凝集素 2 基因多态性。Fan 等发现 BV 患者阴道冲洗液白细胞介素 4 浓度低于健康对照者，提出阴道局部白细胞介素 4 浓度降低可能与 BV 发病相关。

5.发病因素

Fethers 等综述了 BV 的发病因素，包括新性伴、多性伴、口交、月经期性交、经常阴道冲洗、紧张、吸烟和应用宫内节育器(IUD)等。

(三)并发症

1.盆腔炎

手术证实，患有盆腔炎女性的上生殖道分泌物中最常分离出的菌群与 BV 的菌群一致，包括普雷沃菌属、消化链球菌属、阴道加德纳菌和人型支原体。盆腔炎患者合并 BV 者占 61.8%。

2.异常子宫出血和子宫内膜炎

异常子宫出血常由子宫内膜炎所致。子宫内膜炎引起异常子宫出血与受感染的子宫内膜对卵巢激素的异常反应或子宫内膜受到感染或炎症的直接破坏有关。对 BV 患者口服甲硝唑治疗，可以迅速地缓解子宫出血。

3.妇科手术后感染

在手术终止妊娠的女性中，妊娠合并 BV 女性的盆腔炎发病率是未合并 BV 女性者的 3.7 倍。对手术流产女性口服甲硝唑治疗 BV 可减少 70% 的术后盆腔炎发生率。合并 BV 患者子宫全切术后阴道断蒂蜂窝织炎、盆腔脓肿或两者并存的危险性增加。

4.宫颈癌

BV、宫颈上皮内癌变以及生殖道人乳头状瘤病毒感染有相同的流行病学特征,BV 的厌氧菌代谢可产生胺及有致癌作用的亚硝基胺。BV 患者阴道分泌物中存在高浓度磷脂酶 C 和 A2,后者可增加了人乳头状瘤病毒感染的易感性,这些可能在宫颈上皮细胞转变方面起一定的作用。

5.HIV 感染

BV 可增加异性间 HIV 传播的危险性。当 pH 增加时,HIV 的生存能力和黏附能力增加,并且可能使传播更为容易。同时,BV 可改变阴道分泌物的其他理化性质,这些变化可改变宿主的防御机制,使 HIV 易感性增加。

6.不育和流产

BV 患者输卵管因素不育症发生率增高。在助孕治疗中,BV 患者和非 BV 患者的胚胎种植率相似,但 BV 患者早孕期流产率高于非 BV 者。

7.绒毛膜羊膜炎、胎膜早破、早产和低出生体重儿

BV 患者阴道内细菌可通过胎膜进入羊膜腔,导致羊膜炎及羊膜绒毛膜炎,并可进一步发展为胎膜早破、早产和分娩低出生体重儿。

8.产后子宫内膜炎及剖宫产后伤口感染

剖宫产分娩的 BV 患者手术后腹部伤口感染和子宫内膜炎发生率较非 BV 患者高。从这些患者产后子宫内膜炎部位常可培养出与 BV 相关的阴道加德纳菌及厌氧菌如普雷沃菌属、消化链球菌等。

(四)临床表现和诊断

1.临床诊断

患者出现下列 4 项临床特征中至少 3 项可诊断为 BV。

(1)线索细胞:与正常的边界清晰的阴道上皮细胞相比,线索细胞边界模糊。在有 BV 存在的情况下,除了线索细胞以外,显微镜检查还可以发现细菌的种类和数量发生明显改变。镜下的细菌在数量上明显增加,短杆状和球杆菌占优势。湿片检查线索细胞是 BV 唯一特异和敏感的诊断指标,根据线索细胞能准确地预测 85%～90% 的 BV 患者。

(2)氨试验(Whiff test)阳性:阴道分泌物加 10% 氢氧化钾释放出特殊难闻的鱼腥味或氨味为氨试验阳性。有氨味存在对诊断 BV 有很高价值。但此法敏感性低,缺乏氨味并不能排除 BV。

(3)阴道 pH>4.5:正常阴道内的 pH 为 3.8～4.2,pH>4.5 对诊断 BV 最敏感,但特异性低。阴道中的精液、宫颈黏液、经血及滴虫性阴道炎等可使阴道分泌物 pH 升高。

(4)阴道均质稀薄的分泌物:超过 27% 的 BV 患者有明显的泡沫样阴道分泌物。尽管患有 BV 的女性常常有分泌物增多的陈述,但分泌物的量经常不同,可以很少、中等或很多。

2.阴道涂片诊断

BV 的涂片特征为阴道加德纳菌、普雷沃菌形态及革兰变异动弯杆菌形态的小细菌占优势,并且乳酸杆菌形态细菌缺乏。根据阴道涂片诊断 BV 的敏感性和特异性分别是 94.7% 和 98%。

3.微生物的培养

在健康女性中,阴道加德纳菌培养阳性率超过60%,即使用半定量的方法对密集生长的菌落进行检测,在BV低患病率的人群中,根据高浓度阴道加德纳菌可预测41%～49%的症状性BV。在没有其他相关信息的情况下,单纯阴道加德纳菌培养不可用于BV诊断。

4.新的诊断技术

VPⅢ微生物确认试验与其他诊断方法比较,可提供较为客观的检测结果。对依据临床标准诊断为BV的患者进行检测,使用VPⅢ诊断BV的敏感性和特异性分别为95%～97%和71%～98%。

(五)治疗

非孕期治疗的意义:①减轻阴道感染症状和体征。②减少流产或子宫切除术感染并发症风险。其他潜在益处包括减少其他感染如HIV感染和其他STD风险。有症状的BV患者全部需要治疗。

1.推荐方案

甲硝唑500 mg,口服,2次/天,连服7天;0.75%甲硝唑膏(5 g),阴道涂药,1次/天,连用5天;2%林可霉素膏5 g,阴道涂药,每晚1次,连用7天。

2.代方案

替硝唑2 g,口服,1次/天,共2天;替硝唑1 g,口服,1次/天,共5天;林可霉素300 mg,口服,2次/天,共7天;林可霉素栓0.4 g,阴道内放置,3～4次/天,共3天。

治疗期间,建议患者避免性接触或正确使用避孕套。阴道冲洗可能会增加BV复发风险,尚无证据表明冲洗可治疗或缓解症状。

对无症状BV患者无须常规治疗,但应对拟进行子宫全切术、附件切除术、刮宫术及宫腔镜检查等手术的所有BV患者进行治疗,以避免术后感染。无须常规治疗患者的性伴,但对反复发作或难治性BV患者的性伴应予以治疗。

3.孕期治疗推荐方案

甲硝唑500 mg,口服,2次/天,连服7天;甲硝唑250 mg,口服,3次/天,连服7天;林可霉素300 mg,口服,2次/天,连服7天。

妊娠期应用甲硝唑的安全性在近年来被更多证实,妊娠早期禁用甲硝唑,妊娠中晚期可应用甲硝唑。

(六)复发性BV

复发性BV是指BV在一年内反复发作4次或以上。复发性BV系患者阴道内相关微生物再激活,而不是再感染,与BV复发有关的因素包括:①性交传染。②治疗不彻底,未根除病原体。③未能恢复以乳酸杆菌为主要菌群的阴道环境。④危险因素持续存在。

针对BV复发正尝试的治疗策略包括:强化治疗、巩固治疗、联合治疗和微生态治疗。口服甲硝唑14天疗法的近期(停药7～14天)治愈率优于口服甲硝唑7天疗法者,但两种疗法的远期(停药30天后)疗效相似。联合治疗方案主要选择甲硝唑联合制霉菌素、甲硝唑联合醋酸膏、甲硝唑联合阿奇霉素、替硝唑联合克霉唑等,大多数联合治疗方案研究显示,联合治疗可改善BV治愈率。

二、外阴阴道假丝酵母菌病

(一)流行病学

70％～75％的妇女一生至少会感染一次外阴阴道假丝酵母菌病(vulvovaginal candidiasis, VVC),40％～45％的女性经历过外阴阴道假丝酵母菌病复发,不超过10％的成年女性感染复发性外阴阴道假丝酵母菌病(recunent vulvovaginal candidiasis,RVVC)。外阴阴道假丝酵母菌病已成为仅次于细菌性阴道病的最常见的阴道感染。在美国,根据治疗外阴阴道假丝酵母菌病的处方统计,外阴阴道假丝酵母菌病的发病率上升1倍。无症状妇女下生殖道假丝酵母菌阳性率为20％,有症状妇女下生殖道假丝酵母菌阳性率为29.8％。在妇科门诊有症状妇女外阴阴道假丝酵母菌病的发病率为15％～30％。孕妇VVC检出率为9.4％～18.5％,其中有症状的VVC检出率为6.6％。

(二)微生物学

从阴道分离的假丝酵母菌中,85％～90％白假丝酵母菌。其他非白假丝酵母菌包括光滑假丝酵母菌、热带假丝酵母菌、近平滑假丝酵母菌等。从临床上不能区分白假丝酵母菌和非白假丝酵母菌,而非白假丝酵母菌对抗真菌药物的反应不同于白假丝酵母菌。近年来外阴阴道假丝酵母菌中非白假丝酵母菌比例有上升趋势。剂量不足、疗程不够的抗真菌治疗和非处方药的广泛应用可能与非白假丝酵母菌比例上升有关。

(三)假丝酵母菌的毒力因素

1.黏附

假丝酵母菌在阴道内繁殖前,首先要黏附于阴道黏膜上皮细胞。白假丝酵母菌较非白假丝酵母菌更易黏附于阴道黏膜上皮细胞,但不同个体的阴道黏膜上皮细胞对假丝酵母菌的黏附性存在差异。假丝酵母菌细胞壁存在黏附上皮细胞、内皮细胞、血浆蛋白和细胞外基质的相关受体。

2.出芽

假丝酵母菌出芽加速其繁殖和组织侵犯性。假丝酵母菌非出芽突变株不能引起外阴阴道假丝酵母菌病。增加出芽因素可引起症状性外阴阴道假丝酵母菌病,抑制出芽因素可阻止无症状外阴阴道假丝酵母菌病向有症状外阴阴道假丝酵母菌病发展。

3.释放侵袭性酶

侵袭性酶主要包括磷脂酶、蛋白水解酶和脂肪酶等,是假丝酵母菌的重要毒力因子。这些酶类不仅能发挥营养作用,还能造成组织损伤,利于致病菌在人体内的播散、逃逸宿主免疫系统的攻击,从而大大增强菌株的致病性。从有症状的外阴阴道假丝酵母菌病患者的分泌物中可检出致病性假丝酵母菌分泌的天冬氨酸蛋白酶,而无症状外阴阴道假丝酵母菌病者无此酶检出。这些蛋白溶解酶及其多种酶解产物破坏能够减弱假丝酵母菌繁殖和入侵的游离与结合蛋白。有症状外阴阴道假丝酵母菌病患者阴道内的白假丝酵母菌菌株分泌的蛋白水解酶水平高于无症状者。控制蛋白酶产生的基因已被确定。

4.产生真菌毒素

真菌毒素(如支酶黏素)在抑制趋化和吞噬细胞活动或抑制局部免疫中起重要作用。在外阴阴道假丝酵母菌病者的阴道分泌物中可检出支酶黏素。

5.假丝酵母菌的表型转化

一些外源性因素如温度和其他未知因子可促进假丝酵母菌的表型转化。表型转换是真菌入侵人体时适应环境变化的重要能力之一,具有可逆性和遗传性。某些白假丝酵母菌细胞可通过改变其形态,如细胞表面特性、菌落形态、生化特性和新陈代谢等,增强其毒力,从而更为有效的感染宿主。尽管假丝酵母菌在遗传上存在不稳定,应用具有高度敏感的 DNA 探针可证明同一菌株可长期存在于外阴阴道假丝酵母菌病者的阴道内。这种情况特别多的见于多疗程抗假丝酵母菌治疗的患者。

6.结合铁离子

假丝酵母菌与铁离子结合可增加假丝酵母菌的毒力,阴道内的红细胞、血红蛋白为有红细胞结合表面受体的假丝酵母菌提供了理想的繁殖环境。

(四)发病因素

1.年龄

在初潮前本病罕见。从 10 岁开始本病发病率开始升高,20～40 岁发病率最高。接受激素补充治疗的妇女外阴阴道假丝酵母菌病发病率增高。

2.妊娠

怀孕妇女对假丝酵母菌易感,会导致假丝酵母菌携带率和外阴阴道假丝酵母菌病发病率增高,在晚孕期外阴阴道假丝酵母菌病发病率最高,孕期外阴阴道假丝酵母菌病复发率也高于非孕期。雌激素增高为阴道局部假丝酵母菌生长提供了高浓度糖原,雌激素还可增加假丝酵母菌黏附到阴道黏膜上皮细胞的能力。假丝酵母菌表面存在雌激素受体,假丝酵母菌与雌激素结合和雌激素增加假丝酵母菌菌丝形成,从而增加假丝酵母菌的毒力。因此,孕期外阴阴道假丝酵母菌病的治愈率降低。

3.避孕方式

含高剂量雌激素口服避孕药增加外阴阴道假丝酵母菌病发病率。其发病机制与孕期外阴阴道假丝酵母菌病发病率增加相同。未发现口服低剂量雌激素避孕药增加外阴阴道假丝酵母菌病发病率。口服避孕药与复发性外阴阴道假丝酵母菌病发病率增加有关。应用 IUD 和应用阴道隔膜或避孕套者假丝酵母菌携带率增高。

4.抗生素

有症状的外阴阴道假丝酵母菌病常见于全身或局部应用抗生素期间。应用抗生素后阴道假丝酵母菌携带率增加 10%～30%。应用抗生素后假丝酵母菌携带率和外阴阴道假丝酵母菌病发病率增加,与抗生素清除了具有保护作用的阴道菌群有关。阴道菌群有能够阻止假丝酵母菌出芽和侵入阴道黏膜上皮细胞的作用。乳酸杆菌是具有上述功能的最主要的阴道菌群。有症状的外阴阴道假丝酵母菌病患者阴道内乳酸杆菌含量降低。乳酸杆菌抑制假丝酵母菌生长和乳酸杆菌与假丝酵母菌竞争营养素及竞争阴道上皮细胞假丝酵母菌受体有关。乳酸杆菌产生的细菌毒素能抑制假丝酵母菌出芽和增殖。

5.行为因素

外阴阴道假丝酵母菌病在性活跃年龄发病率最高,提示本病可能与性行为有关。理论上讲,性行为可将假丝酵母菌带入阴道,但流行病学研究至今未证实性行为在外阴阴道假丝酵母菌病发病中的作用。没有证据说明卫生习惯与外阴阴道假丝酵母菌病发病有关。

6.糖尿病

糖尿病患者假丝酵母菌定植率增高。未控制的糖尿病患者有症状的外阴阴道假丝酵母菌病发病率增高。

7.其他因素

穿紧身、不透气的内衣增加外阴阴道假丝酵母菌病的发病率。局部过敏可改变外阴阴道局部环境,使无症状假丝酵母菌携带发展为有症状的外阴阴道假丝酵母菌病。

(五)感染来源

1.肠道来源

从几乎100%的复发性外阴阴道假丝酵母菌病患者的肠道内可分离到假丝酵母菌,这是外阴阴道假丝酵母菌病由肠道来源这一概念的基础。在局部应用抗假丝酵母菌药物清除阴道内假丝酵母菌后,持续存在于肠道内的假丝酵母菌可能是外阴阴道假丝酵母菌病复发的根源。但最近的几项研究结果对上述观点提出质疑。第一,妇女外阴阴道假丝酵母菌病复发时直肠内假丝酵母菌培养并非经常阳性;第二,直肠内假丝酵母菌培养阳性可能与阴道分泌物污染直肠和会阴有关;第三,口服制霉菌素消除肠道内假丝酵母菌并未减少复发性外阴阴道假丝酵母菌病发病率。相反,有的妇女肠道内一直存在假丝酵母菌,但阴道内却无假丝酵母菌存在。

2.性接触传播

有限的研究支持性接触传播外阴阴道假丝酵母菌病。例如,外阴阴道假丝酵母菌病患者的配偶假丝酵母菌携带率为非外阴阴道假丝酵母菌病者的4倍;假丝酵母菌更多见于未做包皮环切的男性;在20%的复发性外阴阴道假丝酵母菌病患者配偶的阴茎部位可检出假丝酵母菌。

3.阴道复发

对外阴阴道假丝酵母菌病患者常规抗假丝酵母菌治疗阴道内假丝酵母菌转阴后,在30天内又有20%～25%的患者阴道内假丝酵母菌培养阳性。这一发现支持复发性外阴阴道假丝酵母菌病由阴道复发及阴道内持续存在假丝酵母菌这一假设。局部治疗后阴道内假丝酵母菌浓度下降与症状消失相一致。当阴道内假丝酵母菌浓度极低时,常规培养并不能培养出假丝酵母菌。

(六)阴道防御机制

1.体液免疫

免疫球蛋白缺乏的患者对假丝酵母菌的易感性增加。在急性外阴阴道假丝酵母菌病时,患者的全身(如 IgM 和 IgG)和局部(如 SIgA)免疫功能加强。患者的机体可产生抗假丝酵母菌抗体。未发现复发性外阴阴道假丝酵母菌病患者体内抗假丝酵母菌抗体缺乏。复发性外阴阴道假丝酵母菌病患者血清和阴道分泌物中抗假丝酵母菌抗体(如 IgE)浓度增高。

2.细胞免疫

尽管多核白细胞和单核粒细胞在阻止全身和深部假丝酵母菌感染中起重要作用,在外阴阴道假丝酵母菌病时阴道内吞噬细胞增多并不明显。一般认为吞噬细胞在阻止假丝酵母菌繁殖和侵犯阴道黏膜上皮细胞中的作用不大。应用鼠类进行动物实验研究显示,在阴道假丝酵母菌感染时,未发现阴道液内粒细胞增多和鳞状上皮细胞内粒细胞浸润增加。

3.细胞介导的免疫

鹅口疮常见于衰弱和免疫抑制患者,这些患者常存在细胞免疫抑制。在这种情况下,假丝酵母菌是典型的机会感染病原体。淋巴细胞在正常阴道黏膜防御和阻止病原体侵入阴道黏膜过程中起重要作用,细胞因子和干扰素可抑制假丝酵母菌出芽。通过测定细胞因子,发现复发性外阴阴道假丝酵母菌病患者细胞免疫功能正常。细胞免疫抑制与复发性外阴阴道假丝酵母菌病发病无关。应用假丝酵母菌致敏可使阴道产生保护性局部免疫和细胞免疫作用。

4.阴道菌群

阴道菌群是防御阴道内假丝酵母菌繁殖和症状性外阴阴道假丝酵母菌病的最重要的因素。任何新感染的假丝酵母菌在阴道内必须首先黏附到阴道黏膜上皮细胞才能生存和进一步繁殖、出芽。假丝酵母菌与细菌是否在阴道竞争营养素尚无定论。

(七)发病机制

外阴阴道假丝酵母菌病主要见于育龄期妇女。大多数病例从无症状向有症状转化的内在因素不明。

假丝酵母菌可产生多种细胞外蛋白酶和磁脂酶。通过直接侵犯,芽菌和假菌丝可直接破坏表层细胞。在症状发作期间可见到明显的出芽和菌丝形成,出芽不仅增加繁殖,而且代表感染性。尽管症状不完全与假丝酵母菌数量相关,假丝酵母菌数较多和出芽期假丝酵母菌数多者常常症状更明显。在有症状和无症状的部位可见到 $10^3 \sim 10^4$/ml 假丝酵母菌存在于阴道分泌物内,有时假丝酵母菌很少但患者的症状严重。因此,外阴阴道假丝酵母菌病更像一种过敏反应。

(八)临床表现

瘙痒和白带增多是外阴阴道假丝酵母菌病的常见症状,但两者均不是外阴阴道假丝酵母菌病的特异症状。其中外阴瘙痒最为常见,白带增多并未在所有的患者出现。常在经前一周内发病。典型的白带为白色豆渣样,也可为水样稀薄白带。其他症状包括灼痛、性交痛和尿痛等。少数患者出现白带异味。检查见外阴、阴唇局部水肿、充血,可出现皲裂。阴道局部也可出现充血和水肿,白带黏附于阴道壁。患者的宫颈常为正常,部分患者表现为外阴局部严重充血、水肿,可蔓延至腹股沟区和会阴区。这些患者也可无明显白带增多。在通常情况下,患者的症状、体征和局部假丝酵母菌数量相一致。一些患者的配偶在性交后出现一过性龟头炎症状和体征,包括局部瘙痒、充血、灼痛和红斑。这些症状和体征通常在性交后数分钟出现,可持续数小时,可在淋浴后自行消失。20%的复发性外阴阴道假丝酵母菌病患者的配偶有以上病史。外阴阴道假丝酵母菌病可分类为单纯型和复杂型,单纯型外阴阴道假丝酵母菌病为正常非孕宿主发生的散发和由白假丝酵母菌所致的轻、中度外阴阴道假丝酵母菌病。复杂型外阴阴道假丝酵母菌病包括复发性外阴阴道假丝酵母菌病、重度外阴阴道假丝酵母菌病、妊娠期外阴阴道假丝酵母菌病、非白假丝酵母菌所致的外阴阴道假丝酵母菌病或异常宿主如未控制的糖尿病、免疫抑制和衰竭患者。

较特异的症状是外阴瘙痒伴豆渣样阴道分泌物。根据症状仅能诊断38%的外阴阴道假丝酵母菌病,大多数外阴阴道假丝酵母菌病根据显微镜检查诊断。湿片检查不仅可见到假丝酵母菌菌丝,还可排除阴道滴虫和线索细胞。应用10%的氢氧化钾湿片镜检可检出65%~85%的出芽菌丝。外阴阴道假丝酵母菌病患者的阴道 pH 常在正常范围(4.0~4.5),pH>5 常提示为细菌性阴道病、滴虫感染或混合感染。约有50%的假丝酵母菌培养阳性患者显微镜检查假丝酵母菌阴性。所以,对症状和体征明显而显微镜检查阴性的患者有必要进行假丝酵母菌培养。巴氏涂片诊断外阴阴道假丝酵母菌病的敏感性较低,约为25%。

假丝酵母菌培养阳性并不代表患者的症状与假丝酵母菌感染有关。定量假丝酵母菌培养显示假丝酵母菌镜检阳性者假丝酵母菌浓度较高,假丝酵母菌的浓度与患者症状的严重程度相关,假丝酵母菌携带者的阴道假丝酵母菌浓度常较低,也可用乳胶凝集法诊断外阴阴道假丝酵母菌病,其敏感性和特异性分别达到81%和98%。在鉴别诊断方面,首先要考虑细菌性阴道病和滴虫阴道炎。其他需要鉴别的疾病包括过敏性外阴炎、外阴白色病变和外阴前庭炎综合征等。

(九)治疗

1.外阴阴道假丝酵母菌病

目前有多种咪唑类抗假丝酵母菌制剂和剂型。尚无证据表明任何一种咪唑类制剂和剂型优于其他另一种咪唑类制剂和剂型。咪唑类抗假丝酵母菌制剂对急性外阴阴道假丝酵母菌病的治愈率为80%~90%,口服型咪唑类制剂因应用方便和局部副反应小而更受患者欢迎。另一方面,要关注口服剂型有潜在的副作用以及合并用药问题。没有任何一种制剂或剂型适合所有的外阴阴道假丝酵母菌病患者,也没有任何一种剂型或制剂可在24小时内杀灭全部假丝酵母菌。非白假丝酵母菌可能对多种咪唑类抗假丝酵母菌制剂耐药。常用的两种口服咪唑类抗假丝酵母菌制剂中,氟康唑和伊曲康唑对外阴阴道假丝酵母菌病有较高的治愈率,但后者的治疗疗程应长。尚无口服氟康唑和伊曲康唑产生严重副反应的报道。目前倾向应用短疗程口服或局部制剂治疗外阴阴道假丝酵母菌病。单剂量制剂对复发性外阴阴道假丝酵母菌病的效果较差。非复杂外阴阴道假丝酵母菌病对多数短疗程口服和局部制剂疗效较好,复杂型外阴阴道假丝酵母菌病对短疗程口服和局部制剂疗效较差,此类患者的抗假丝酵母菌治疗至少需要持续7天。

2.复发性外阴阴道假丝酵母菌病

复发性外阴阴道假丝酵母菌病是复杂型外阴阴道假丝酵母菌病的一种形式,是指一年内有症状性 VVC 发作4次或4次以上。大多数复发性外阴阴道假丝酵母菌病患者为正常宿主,由对咪唑类敏感的白假丝酵母菌引起,应注意在治疗的同时发现并积极去除诱因。目前认为,引起复发性外阴阴道假丝酵母菌病的主要原因不是新感染的假丝酵母菌或毒力较大或耐药的假丝酵母菌,宿主因素在复发性外阴阴道假丝酵母菌病发病中起重要作用。大多数研究未能证明对患者的配偶进行治疗可改善复发性外阴阴道假丝酵母菌病的治愈率。没有证据显示复发性外阴阴道假丝酵母菌病患者的阴道菌群异常或乳酸杆菌缺乏。在按复发性外阴阴道假丝酵母菌病治疗前必须通过培养明确诊断。

抗假丝酵母菌治疗方案包括初步治疗和巩固治疗。初步治疗可选择口服制剂或局部制剂,常需每日用药至患者症状消失和假丝酵母菌培养阴性。如果未经过巩固治疗,30%的复发性外阴阴道假丝酵母菌病患者在3个月复发。根据培养和药物敏感试验选择药物。在强化治疗达到真菌学治愈后,给予巩固治疗至半年。

强化治疗:治疗至真菌学转阴。口服用药,氟康唑 150 mg,顿服,第 1、4、7 天应用。阴道用药,咪康唑栓/软胶囊 400 mg,每晚一次,共 6 天;咪康唑栓 1200 mg,第 1、4、7 天应用;克霉唑栓/片 500 mg,第 1、4、7 天应用;克霉唑栓 100 mg,每晚一次,连用 7~14 天。

巩固治疗:目前国内、外没有较为成熟的方案,建议对每月规律性发作一次者,可在每次发作前预防用药一次,连续 6 个月。对无规律发作者,可采用每周用药一次,预防发作,连续 6 个月。对于长期应用抗真菌药物者,应检测肝肾功能。

3.耐药性外阴阴道假丝酵母菌病

在多数情况下,由耐咪唑类白假丝酵母菌所致的外阴阴道假丝酵母菌病罕见。相反,复发性外阴阴道假丝酵母菌病常由非白假丝酵母菌所致,大多数非白假丝酵母菌对咪唑类的敏感性下降。约有半数的光滑假丝酵母菌对咪唑类敏感性下降。每日阴道内放置硼酸制剂 600 mg,对耐药假丝酵母菌感染有效,治疗至培养阴性的时间通常为 10~14 天,每隔一天或每周 2 次阴道内放置硼酸制剂也可用于复发性外阴阴道假丝酵母菌病的巩固治疗,还可选制霉菌素代替硼酸制剂用于对复发性外阴阴道假丝酵母菌病进行巩固治疗。氟胞嘧啶(flucytosine)治疗耐药假丝酵母菌感染有效。

4.HIV 感染合并外阴阴道假丝酵母菌病

HIV 感染合并外阴阴道假丝酵母菌病随 HIV 感染人数增多而增加。HIV 感染合并外阴阴道假丝酵母菌病时,所有的患者存在口腔假丝酵母菌感染和细胞免疫缺陷,80％的患者会发生其他严重机会感染。HIV 感染合并外阴阴道假丝酵母菌病对抗假丝酵母菌制剂治疗有效,但容易复发。HIV 感染合并外阴阴道假丝酵母菌病的症状更严重、持续时间更长。超过半数的患者在诊断 HIV 感染前 6 个月至 3 年内即容易感染严重的外阴阴道假丝酵母菌病,外阴阴道假丝酵母菌病的病变范围和程度与患者的免疫缺陷程度相关。HIV 感染患者的黏膜假丝酵母菌感染次序依次为阴道、口腔和食道。绝大多数复发性外阴阴道假丝酵母菌病患者的 CD4$^+$ 计数正常。由于绝大多数外阴阴道假丝酵母菌病包括复发性外阴阴道假丝酵母菌病患者的 HIV 检测阴性,故不主张对这些患者进行 HIV 筛查,但应对外阴阴道假丝酵母菌病伴 HIV 感染高危因素者进行 HIV 筛查。

5.妊娠合并外阴阴道假丝酵母菌病

妊娠合并外阴阴道假丝酵母菌病对抗假丝酵母菌治疗起效较慢,而且容易复发。大多数局部用药方案对孕妇外阴阴道假丝酵母菌病有效,延长治疗时间(如 2 周)可提高疗效及根除外阴阴道假丝酵母菌病。克霉唑(500 mg)单次阴道用药对妊娠合并外阴阴道假丝酵母菌病有较好的疗效。口服抗假丝酵母菌制剂不适合妊娠合并外阴阴道假丝酵母菌病的治疗。

(十)预防

由于对外阴阴道假丝酵母菌病和复发性外阴阴道假丝酵母菌病的发病机制了解甚少,目前尚无有效预防外阴阴道假丝酵母菌病和复发性外阴阴道假丝酵母菌病的方法。一些预防措施仅限于某些外阴阴道假丝酵母菌病高危因素者。包括对复发性外阴阴道假丝酵母菌病患者应用抗假丝酵母菌制剂进行巩固治疗;对糖尿病患者积极控制血糖;对应用抗生素后易发生外阴阴道假丝酵母菌病的患者尽量避免局部和全身应用广谱抗生素,对必须应用者可同时口服氟康唑 150 mg;对复发性外阴阴道假丝酵母菌病患者避免口服避孕药和使用 IUD。

三、老年性阴道炎

老年性阴道炎(senile vaginitis)常见于自然绝经及卵巢去势后的妇女,主要症状为阴道分泌物增多、外阴瘙痒及灼热感。老年性阴道炎是临床常见且复发率较高的老年妇科疾病,其发病率国内报道为 30%～58.6%,国外报道高达 80%。治疗不及时或用药不合理,会使阴道炎迁延不愈,严重影响患者的生活质量,应及时采取有效的治疗措施。

(一)病因

老年性阴道炎患者发病的主要原因是由于卵巢功能减退,雌激素水平降低,从而使得阴道黏膜萎缩变薄,阴道上皮内糖原含量减少,阴道 pH 上升,抵抗力薄弱,杀灭病原体的能力降低,致病菌容易侵入,从而导致了老年性阴道炎症的发生。而不注意外阴清洁卫生、性生活频繁、营养不良(尤其是维生素 B 缺乏)等则常为本病发病的诱因。

(二)临床表现和诊断

绝经后妇女阴道分泌物增多为本病的主要特征,常伴有外阴瘙痒、灼热感等症状。分泌物较稀薄,呈淡黄色,严重者呈脓血性白带。由于感染的病原体不同,分泌物的形状不同,可呈泡沫状,或呈脓状,或带有血性。由于分泌物的刺激,患者常表现外阴瘙痒、灼热;由于阴道黏膜的萎缩,可伴有性交痛;若感染侵犯尿道则出现尿频及尿痛等泌尿系统症状。妇科检查可见阴道黏膜萎缩,皱襞消失,有充血、红肿,也可见黏膜有出血点或出血斑。严重者阴道黏膜面可形成溃疡,分泌物可以呈水样,或呈脓性,有臭味。如不及早治疗,溃疡部可发生粘连,甚至瘢痕挛缩导致阴道狭窄或阴道闭锁使得阴道分泌物引流不畅,形成阴道积脓。

临床上根据患者的年龄及症状和体征明确诊断不困难,但应排除其他疾病。应常规进行阴道分泌物光学显微镜检,大部分患者涂片中可见大量基底层上皮细胞和白细胞及大量球菌。部分为混合性感染,如在涂片中见到滴虫、念珠菌等均可作为进一步明确诊断的依据。对于部分有少量阴道血性分泌物的患者,应与绝经后阴道出血的相关疾病如宫颈癌、子宫内膜癌等进行鉴别诊断,需常规作宫颈细胞学检查,必要时行分段诊断刮宫术。如妇科检查时发现阴道壁有溃疡及肉芽组织者,应与阴道癌进行鉴别诊断,需做局部刮片或局部活检进行病理组织学检查。

(三)治疗

治疗原则为抑制细菌生长和提高机体及阴道抵抗力。

1.抑制细菌生长

老年性阴道炎的主要致病菌多为厌氧菌,故首选抗厌氧菌药物,常用药物有甲硝唑、克林霉素等。甲硝唑抑制厌氧菌生长,而对乳酸杆菌生长影响较小,是理想的治疗药物,具体使用治疗方法如下。

(1)冲洗阴道:1%乳酸或 0.5%醋酸冲洗阴道,1 次/天。增加阴道酸度,抑制细菌生长繁殖。

(2)局部用药:甲硝唑(0.2 g)栓剂或诺氟沙星(0.1 g)栓剂,1 次/天,阴道上药,疗程 7～10 天。

(3)全身用药:对于合并有子宫内膜炎、宫体炎及附件炎者应选用口服抗生素,如甲硝唑 0.2 g,3 次/天,口服,连服 5～7 天,或克林霉素,300 mg,3 次/天,口服,连服 5～7 天。由于老年性阴道炎其阴道内的益生菌－乳酸杆菌已经因上皮代谢改变而受到干扰,因此抗生素的应用可能会进一步使其受到损害,从而进一步破坏阴道内的生态平衡。临床上常见到因抗生素的长期应用而导致二重感染的发生,往往在致病菌得到抑制之后又并发了阴道念珠菌病。因此,抑菌治疗后及时加用阴道局部的益生菌,如定君生等,有利于阴道微生态恢复平衡。

2.增强阴道黏膜抵抗力

老年性阴道炎的发病原因主要是妇女体内雌激素水平下降,针对病因给予补充适量雌激素,既可以增强阴道黏膜抵抗力,又可改善因雌激素降低导致的围绝经期的其他相关症状。可局部给药,也可全身给药。但长期较大剂量无对抗的应用雌激素,可刺激乳腺和子宫内膜的异常增生,增加患乳腺癌和子宫内膜癌的风险。因此,单纯治疗老年性阴道炎最好首选局部用药,当合并有围绝经期综合征的全身症状有补充雌激素的需求时,应选用最低有效剂量的雌激素,并辅以适量孕激素和弱雄激素,以保证其安全性。用药期间,应禁食辛辣食物和腥膻食物,避免搔抓皮肤或热水洗烫,并暂时停用肥皂。常用治疗方法如下。

(1)局部用药:雌三醇乳膏,商品名欧维婷软膏,每晚一次,阴道涂药,10 天为一个疗程;结合雌激素,商品名倍美力阴道软膏,每晚一次,阴道涂药,7～10 天为一个疗程;普罗雌烯软膏,商品名更宝芬软膏,每晚一次,阴道涂药,10 天为一个疗程。由于更宝芬仅作用于阴道黏膜局部,而不易被阴道黏膜吸收入血,因此对子宫内膜无明显影响,对于反复发作的患者可以先给予连续应用 10 天后,再给予以后每周 2 次的后续治疗。

(2)全身用药:对于合并有雌激素缺乏的围绝经期综合征全身症状的患者可给予全身治疗。己烯雌酚 0.125～0.25 mg,每晚一次,日服,10 天为一个疗程;或倍美力 0.3 mg,1 次/天,口服,10 天为一个疗程;或尼尔雌醇,首次口服 4 mg,以后每 1～2 周口服一次,每次 2 mg,维持 1～2个月。尼尔雌醇为雌素三醇的衍生物,剂量小,作用时间短,对于子宫内膜的影响小。对于应用此类药物的患者在用药前应检查乳腺及子宫内膜,患有子宫内膜增生、内膜癌、乳腺癌患者禁用。长时间应用者应周期性加用孕激素以对抗子宫内膜增生。

3.全身营养

高蛋白食物,补充维生素 B 及维生素 A 有助于阴道炎的消退。

四、婴幼儿外阴阴道炎

婴幼儿阴道炎(infantile vaginitis)常见于 5 岁以下儿童,多合并外阴炎,主要是与婴幼儿局部解剖特点有关,其外阴发育差,不能遮盖尿道口及阴道前庭,细菌容易侵入,易发生阴道炎;婴幼儿阴道环境与成人不同,雌激素水平低,阴道上皮薄,糖原少,乳酸菌为非优势菌,局部抵抗力低下,易受细菌感染;另外,婴幼儿外阴不清洁,大小便易污染。因此婴幼儿容易患阴道炎、外阴炎。临床表现主要为阴道分泌物增多伴外阴瘙痒,局部红肿等。近年来,随着性病传播的增多,婴幼儿阴道炎不断增多,已成为临床医师不可忽视的问题。

(一)幼女外阴阴道特点

1.外阴特点

婴幼儿大阴唇尚未发育完全,皮下脂肪薄,不能完全覆盖阴道、尿道,因此容易受外来细菌的侵犯。

2.阴道特点

女婴的子宫腺体和阴道上皮在出生后2周内由于胎儿时期受母体胎盘所分泌的大量雌激素的影响,体内仍然存在雌激素的影响,出生后随着雌激素水平的不断下降会有少量的白色黏稠的分泌物自阴道流出,有时可见到少量的血性分泌物流出,这些均为正常现象,此时阴道分泌物呈酸性(pH约为5.5),阴道尚有自净作用。随着体内雌激素逐渐被代谢,阴道上皮失去了雌激素的影响,阴道黏膜变薄,上皮内糖原减少,阴道的pH上升为6~8,分泌物逐渐减少,自净作用明显减弱。此时阴道内的益生菌-乳酸杆菌极少,而其他致病菌较多,致病菌作用于抵抗力较弱或受损的外阴、阴道时,极易产生婴幼儿阴道炎及外阴炎。

(二)病因

(1)婴幼儿卫生习惯不良:外阴部不清洁、穿开裆裤随地乱坐、大便擦拭方向不对等都可能引起病原微生物侵入抵抗力低的外阴及阴道,导致外阴或阴道炎。

(2)婴儿的尿布更换不及时,大小便刺激外阴,容易引起外阴感染。

(3)婴幼儿肛门处有蛲虫感染时,患儿因瘙痒而手挠,污染外阴、阴道引起感染。

(4)婴幼儿出于好奇,可将花生米、扣子、糖块、橡皮等异物置入阴道内,引起继发感染。

(5)患有足癣或念珠菌性阴道炎的家长将自己的衣物与婴幼儿的衣裤一起清洗,因污染传播而导致感染。在公共场所,可因为浴池、浴具、游泳池等间接传播引起感染,但发生率相对较低。

(三)病原体

对75例有临床症状(尿频、尿急、分泌物多)的婴幼儿的外阴分泌物进行涂片革兰染色镜检结果显示:革兰阴性双球菌6例,念珠菌7例,5例未检出细菌,14例检出革兰阳性球菌,43例检出了革兰阳性球菌、革兰阴性球菌、革兰阳性杆菌和革兰阴性杆菌混合感染。此临床研究证实婴幼儿阴道炎多由多种细菌感染引起。非特异性感染则绝大多数为大肠埃希菌属感染。此外,葡萄球菌、链球菌、变形杆菌等也都为较常见的病原体,而假丝酵母菌、淋病奈瑟菌、滴虫引起的婴幼儿阴道炎虽有上升趋势,但仅占一小部分。

婴幼儿卵巢尚未分泌雌激素,也未接受过雌激素治疗,所以阴道pH较高,不适合假丝酵母菌生长繁殖。婴幼儿念珠菌性阴道炎的发生率较低。滴虫主要是通过浴池、浴具、游泳池等间接传播。虽然滴虫在体外环境中的生活能力很强,既耐寒又耐热,在洗衣服的肥皂水中也能生存,传染力很强,但由于女童的阴道呈碱性,所以不容易感染。

随着性病发病率的升高,婴幼儿淋球菌性阴道炎的发病率有所增加,婴幼儿没有性接触史,因此其发病多与父母患病有关。

(四)临床表现

婴幼儿外阴、阴道炎的主要症状是外阴阴道瘙痒、阴道分泌物增多,外阴阴道口黏膜充血、水肿并伴有脓性分泌物流出。婴幼儿往往不能明确诉说症状,常表现为哭闹、烦躁不安、用手指抓外阴,通过手指抓伤可使感染进一步扩散。当伴有泌尿道感染时,会出现尿急、尿频、尿痛等症状。婴幼儿的阴道炎在急性期若被父母疏忽或因症状轻微未予治疗,病变加重则外阴表面可出现由感染所致的溃疡,可造成小阴唇相互粘连,粘连处往往留有小孔,排尿时尿液经小孔流出,会出现尿流变细、分道或尿不成线等。如果阴道炎长期存在,患儿阴道粘连,严重者甚至造成阴道闭锁,影响日后的经血流出,给女童健康造成严重危害。

若为阴道异物引起的阴道炎,可引起阴道分泌物持续增多,目为脓血性、有臭味;若为蛲虫所致的阴道炎,婴幼儿会感到外阴及肛门处奇痒,阴道流出多量稀薄的、黄色脓性分泌物。

(五)诊断

由于婴幼儿的语言表达能力差,不能主动配合医生,因此在诊断上有一定的困难。因此采集病史时需细心询问患儿母亲及保育人员,检查时手法要轻柔,设法分散患儿的注意力,以获得满意的检查结果。个别情况下需要在全身麻醉下对患儿进行检查。

1.外阴检查

用示指、中指轻轻分开大阴唇,仔细观察外阴、阴道及前庭处。用棉拭子或吸管取阴道分泌物查找阴道毛滴虫、假丝酵母菌或涂片染色作病原学检查,以明确病原体,必要时作细菌培养。

2.必要时行阴道窥镜检查

可用宫腔镜、支气管镜或鼻镜作为阴道窥器,了解阴道及宫颈的情况,检查阴道黏膜上皮及分泌物的性状。应同时用棉棒取阴道分泌物作涂片染色进行病原学检查及药物敏感试验。如果阴道内有异物,可在直视下取出异物。

3.直肠腹部双合诊

用右手食指或小指伸入患儿的肛门,与腹部双手配合触摸阴道内有无异物、子宫大小及了解盆腔情况。另外进行肛诊时可协助取阴道分泌物,将伸入直肠的手指向前外方挤压阴道后壁,使阴道分泌物流出,涂片送检。

(六)治疗

患儿就诊时多以外阴炎合并阴道炎居多,应同时治疗。

1.局部处理

(1)发病初期一般仅为外阴炎,外涂抗生素软膏即可。如不及时治疗,则易上行感染至阴道,此时只单纯外阴治疗效果较差,必要时加用口服抗生素。反复感染治疗效果不佳者应排除阴道异物。应用橡皮导尿管插入阴道注入敏感抗生素作阴道冲洗,一方面可探知阴道内有无异物,另一方面如果阴道内有细小异物可将其冲出。

(2)小阴唇粘连可发生在上、中、下各段或呈不规则,粘连中间有一透明线,如果粘连面积小则多无症状。粘连严重则可导致尿液和分泌物积聚,常伴尿线方向改变、排尿疼痛和反复发作的外阴阴道炎。轻度粘连者可应用雌激素软膏外用,每天一次,2~4周后粘连可自然分离。中、重度粘连应进行小阴唇分离术,消毒外阴后轻轻分开,暴露粘连的小阴唇,以棉签向两侧分离,由浅入深,逐渐暴露阴道口及尿道口(可能会有少量出血),然后以碘伏棉球消毒分离后的创面,并涂以红霉素软膏及雌激素软膏,每天一次。术后尽量保持患儿外阴清洁,每天坐浴1~2次,连续1~2周,多可治愈。

(3)如有异物应尽早取出,可用肛门推移法或鼻内镜取出,若治疗效果不满意,可行宫腔镜下异物取出术,宫腔镜下取出异物较其他方法更加诊断明确、操作准确、成功率高。儿童期处女膜孔直径4~7 mm,而宫腔检查镜直径3.5~5 mm,加以麻醉应用,可使宫腔镜进出不损伤处女膜。

(4)外阴炎及小阴唇粘连的复发率高,应指导婴幼儿母亲正确清洗外阴方法,清洗方向应由前向后,不可用力擦洗,以免损伤皮肤及黏膜。清洗外阴时尚应观察有无外阴充血、水肿等炎症表现,并及时给予治疗,以免延误治疗导致阴道炎和小阴唇再次粘连。

2.药物治疗

根据检查及化验结果针对病原体选择相应的抗生素口服及外用。

(1)细菌性阴道炎:在儿童的阴道炎中最常见的是细菌性阴道炎,正常儿童阴道内的菌群有葡萄球菌、草绿色链球菌、肠球菌、大肠埃希菌、不动杆菌等,当抵抗力下降或外来致病菌入侵而感染时,致正常菌群失调,致病菌、机会致病菌繁殖,阴道炎症发生。治疗原则以抗厌氧菌药物为主,可给予甲硝唑 15 mg/kg,2～3 次/天,口服,连服 7 天,或克林霉素 5～10 mg/kg,2 次/天,口服,连用 7 天。局部可涂抹克林霉素软膏或甲硝唑凝胶,每晚 1 次,连用 7 天。治愈率可达95％左右。

(2)滴虫性阴道炎:主要表现外阴奇痒,阴道分泌物灰黄、稀薄、有泡沫、有臭味。阴道及外阴充血、水肿。以甲硝唑治疗为首选,可口服甲硝唑或替硝唑片剂,连服 5～7 天,每天清洗外阴,局部可涂抹甲硝唑凝胶。

(3)支原体、衣原体感染:支原体感染往往为托育机构或家长间接传播,表现为慢性迁延不愈的浆液性黄白色阴道分泌物增多和不同程度的自觉症状。可给予口服红霉素,每日 50 mg/kg,3～4 次/天,或阿奇霉素 5～10 mg/kg,2 次/天,连用 10～14 天,严重者可于服药同时给予药液冲洗外阴及阴道。

(4)念珠菌性阴道炎:主要表现为外阴奇痒,阴道分泌物增多和烧灼感,阴道黏膜充血、糜烂。白带呈豆渣样浑浊,外阴皮肤有抓痕及损伤。诊断明确后即刻停止应用任何抗生素,并给予口服维生素 B、制霉菌素片剂或两性霉素 B,5～7 天,或氟康唑 3～6 mg/kg,1 次/天,连用 3 天。每天以清水洗外阴,可将达克宁霜、制霉菌素悬浮液或 0.1％两性霉素 B 水溶液抹涂在阴道外口及阴唇内侧,2～3 次/天,连用 7～10 天,每月巩固治疗 7 天,共 2～3 个月。

(七)预防

对于婴幼儿外阴阴道炎,预防是非常重要的。

(1)注意保持婴儿外阴清洁和干燥。小婴儿使用尿布,最好选择柔软、透气好的纯棉制品,少用或不用"尿不湿";大小便后要及时更换尿布,每天坚持清洗外阴,擦洗时要注意自上而下拭净尿道口、阴道口及肛门周围,并轻轻拭干阴唇及皮肤皱褶处;皮肤如有皲裂,应涂擦无刺激性的油膏,最后在外阴及腹股沟处搽少量爽身粉,以保持局部干燥。应避免过多粉剂进入阴道引起对阴道黏膜的刺激。

(2)尽早穿封裆裤,尽量不让孩子在地板上坐卧;衣服要柔软、宽松、舒适,少穿或不穿紧身裤、高筒袜等。

(3)要重视大小便后的清洁,特别是小便后,应用质量有保证的柔软的卫生纸擦拭尿道口及周围。注意小便的姿势,避免由前向后流入阴道。大便后应用清洁的卫生纸,由前方向后方擦拭,以免将粪渣拭进阴道内。

(4)婴幼儿的浴盆、毛巾等生活物品要固定,专人专用,避免与其他人或与成人交叉感染。

五、寄生虫性阴道炎

寄生虫是引起妇产科疾病的众多原因之一。能引起妇产科疾病的寄生虫虫种众多,而侵入阴道引起阴道炎的寄生虫主要有以下几种,分别为阴道毛滴虫、阿米巴原虫、蛲虫、血吸虫、短膜壳绦虫病、颚口线虫、水蛭以及蝇蛆等,现分别予以叙述。

（一）滴虫阴道炎（trichomonal vaginitis）

滴虫阴道炎由阴道毛滴虫引起,以性接触传播为主。

1.病因

滴虫阴道炎是由阴道毛滴虫感染而引起的阴道炎症性疾病。寄生于人体的毛滴虫共有3种:①阴道毛滴虫。②人毛滴虫。③口腔毛滴虫,即寄生于口腔,是一种与人共生的毛滴虫。后二者一般不致病。阴道毛滴虫呈梨形或球形,长 8～30 mm,体部有波动膜,后端有轴突,顶端有 4 根鞭毛,鞭毛随波动膜的波动而摆动,无色透明,酷似水滴。阴道毛滴虫生活最适宜的 pH 为 5.5～6.6,pH 在 5 以下或 7.5 以上时则不能生长。滴虫的生活史简单,只有滋养体而无包囊期,对环境适应性强,故滴虫离开人体后也容易通过其污染物传播。滋养体能在室温下在湿毛巾上能存活 23 小时,3～5℃生存 21 天,在 46℃生存 20～60 分钟,在半干燥环境中生存约 10 小时;在普通肥皂水中也能生存 45～120 分钟,黏附在厕所坐便器上能生存 30 分钟,因而接触性传染很常见。

2.传播途径

传播途径主要有两种。①经性交直接传播:据报道,与女性患者一次非保护性性交后,有 13%～86% 的男子发生感染,与受感染的男性一次非保护性性交后,有 80%～100% 的女性发生感染。②间接传播:经公共浴池、浴盆、浴巾、游泳池、坐式便器、衣物、污染的器械及敷料等传播。

3.发病机制

因阴道毛滴虫具有嗜血及嗜碱性,故当月经前后阴道 pH 发生变化时,隐藏在腺体及阴道皱襞中的滴虫常得以繁殖,引起炎症发作。阴道毛滴虫附着在泌尿生殖道上皮表面,能够穿透表层上皮细胞,受侵的组织细胞表现为受侵组织的非特异性炎症,毛细血管增多、充血,白细胞红细胞外溢,上皮下白细胞浸润,但无特殊性,阴道分泌物涂片可见滴虫。

4.临床表现

潜伏期一般为 4～28 天,由于局部免疫因素、滴虫数量多少及毒力强弱的不同,受感染的表现不同,大致可分为 3 种。

（1）无症状型:约有 50% 的滴虫阴道炎患者感染初期无症状,称为带虫者,而其中 1/3 将在 6 个月内出现症状;无症状的带虫者可以传染给他人,因此应重视这类患者的治疗。

（2）急性型:主要表现为阴道分泌物增多及外阴瘙痒,分泌物特点为稀薄脓性、黄绿色、泡沫状,有臭味,此为滴虫阴道炎的典型症状,通常只有 10% 的患者出现这种典型症状。分泌物呈脓性是因分泌物中含有白细胞;呈泡沫状、有臭味是因滴虫无氧酵解碳水化合物,产生腐臭气体。瘙痒部位主要为阴道口及外阴,间或有灼热、疼痛、性交痛等。

妇科检查:可见阴道黏膜充血,严重者有散在出血斑点,甚至宫颈有出血点,形成草莓样宫颈,见于不到2%的患者;后穹隆有多量白带,呈黄绿色、灰黄色或黄白色稀薄脓性分泌物,常呈泡沫状。

(3)慢性型:临床较多见,多由急性期治疗不彻底所致。临床症状一般较轻,白带多为少量或中等,稀薄、稍有臭味,无明显瘙痒或偶伴瘙痒,有时伴有性交痛。

妇科检查:阴道黏膜可无改变或轻度充血。慢性滴虫阴道炎常合并泌尿道的滴虫感染,出现尿频、尿急、尿痛及血尿,故反复发生的泌尿道感染久治不愈应做滴虫培养排除滴虫感染的可能。

5.并发症

(1)合并其他炎症:滴虫阴道炎往往与其他阴道炎并存,约60%同时合并细菌性阴道病。约40%的滴虫阴道炎患者伴发其他性传播疾病,并发膀胱炎、尿道旁腺或前庭大腺感染、盆腔炎性疾病及盆腔疼痛等不适。

(2)不孕:阴道毛滴虫能吞噬精子,并能阻碍乳酸生成,影响精子在阴道内存活,因此可并发不孕症。

(3)妊娠期滴虫阴道炎:可造成不良的妊娠结局,如胎膜早破、早产、新生儿低出生体重。

6.实验室检查

(1)生理盐水悬滴法:悬滴法直接镜检较快,操作简便。因滴虫阴道炎常伴大量多核白细胞浸润,因此镜检时应在白细胞数量较少的部位寻找。该方法的敏感度为42%~92%,与检验者经验有关。

悬滴法必须在生理盐水冷却之前进行检查,因滴虫离体时间越久,动力越差,有时呆滞不动,或仅有鞭毛摆动,这时只能依靠邻近白细胞的煽动状态而推测其存在,有的严重患者在悬滴片整个镜下视野布满白细胞,看不到滴虫,即使看到也不活跃。如遇此情况,可用0.1%沙黄溶液代替生理盐水,因为沙黄能使白细胞染成淡红色,而滴虫不染色,其运动也不受影响,故滴虫在淡红色的背景中显得特别清楚。

(2)培养法:培养法是诊断滴虫阴道炎的金标准,但是由于阴道毛滴虫培养需要特殊培养基,如Diamond或者Kupferberg培养基,且需要5~7天时间才能得到检查结果,因此其应用受到限制。主要适用于多次生理盐水悬滴法检查阴性,临床又怀疑患有滴虫者,其准确度可高达98%。

(3)巴氏涂片法:涂片法是将标本涂在玻片上,用巴氏染色镜检,该方法敏感性不高,即使用吖啶黄染色,其特异性也较低。

(4)OSOM滴虫快速试验:这是一种免疫层析毛细试纸条法,该检测约需10分钟,于培养法相比,敏感性为88.3%,特异性为98.8%。

(5)抗体检查:单克隆抗体,酶联免疫吸附试验及乳胶凝集实验等用于检查特异性抗体,虽然最初的试验结果不错,但目前尚缺乏临床试验证实其临床应用价值。

(6)聚合酶链反应(PCR)检测:PCR检测与上述检查相比,具有较高的敏感性(95%)及特异性(98%);阴道毛滴虫与其他种类的滴虫间无相互作用,与其他的人类寄生虫、沙眼衣原体及淋菌等也无交叉反应。PCR可用于有或无症状的妇女,而且很容易的可从阴道口收集到满意的标本,省去阴道窥器检查。PCR检测有较高的敏感性和特异性,能够提高滴虫的检出率,应推荐为检测滴虫的常规方法。

7.诊断与鉴别诊断

因滴虫阴道炎临床症状多变,因此不能依据单项症状或体征诊断。悬滴法找到滴虫或滴虫培养阳性即可确诊。

8.治疗

(1)CDC推荐治疗方案:CDC推荐的治疗方案如下,该方案的治愈率为85%～95%。推荐疗法:甲硝唑2g单次口服或替硝唑2g单次口服替代疗法;甲硝唑400mg,日服,一天2次,连服7天。

甲硝唑的副作用包括:服药后偶见胃肠道反应,如口中金属味或口苦、恶心、呕吐。此外,偶见头痛、皮疹、白细胞减少等,一旦发现应停药。治疗期间及停药24小时内禁饮酒,因其与乙醇结合可出现皮肤潮红、呕吐、腹痛、腹泻等反应。甲硝唑能通过乳汁排泄,若在哺乳期用药,用药期间及用药后24小时内不宜哺乳。

甲硝唑治疗失败原因可能有以下几方面:①感染部位的吸收和分布的药代动力学问题。②阴道细菌对药物的灭活作用。③其他药物作用的干扰作用。④对药物(甲硝唑或替硝唑)的耐药性。⑤患者依从性不佳、胃肠道不耐受或者再次感染。

(2)局部用药:先用1%乳酸或0.5%醋酸冲洗阴道,清除阴道内分泌物,改善阴道内环境,然后阴道内放置甲硝唑凝胶或泡腾片200mg,每晚1次,连用7天。因其在尿道及阴道周围的腺体中不能达到有效的治疗浓度,其治愈率为50%左右,因此不推荐单独局部用药治疗。与口服药物联合使用,可以提高滴虫阴道炎的治愈率。

(3)复发性或顽固性滴虫阴道炎:对于复发性滴虫阴道炎,可口服甲硝唑400mg,一天2次,连服7天或2g顿服重复治疗。若上述疗法仍失败,应考虑替硝唑或甲硝唑一次口服2g,连服3～5天。

如果上述治疗仍无效,应由更专业的专家进行会诊后再行进一步治疗,会诊内容应包括阴道毛滴虫对甲硝唑和替硝唑的敏感度的测定。会诊及阴道毛滴虫敏感度的测定方法可从CDC获得。

(4)妊娠并发滴虫阴道炎。

1)有症状者:CDC推荐单次口服2g甲硝唑治疗,甲硝唑属于孕期B类用药,经过20多年的临床应用,证实甲硝唑是安全的。替硝唑为孕期C类药物(动物实验已明确发现不良事件,但仍未有充分的孕妇对照试验),其孕期使用安全性还没有得到完全的评估。

哺乳期妇女服用甲硝唑期间及用甲硝唑后12～24小时内应停止哺乳,因为服药后12～24小时后通过乳汁排泄的甲硝唑浓度会减少。服用替硝唑期间及停药3天内应停止哺乳。

2)无症状者对无症状的滴虫性阴道炎患者给予甲硝唑或克林霉素治疗后,早产率增加。因此建议对无症状的带虫者不必筛查及治疗,因为治疗不仅不能降低妊娠不良结局,而且增加了早产的危险。

(5)合并HIV感染者:同时感染HIV的毛滴虫患者应当接受与HIV阴性的毛滴虫患者相同的治疗。HIV感染的女性毛滴虫病的发病率、存活率、复发率与患者的免疫状态没有明确的相互关系。

(6)性伴侣的治疗:性伴侣应同时接受治疗,并且避免性生活至治愈为止。研究表明性伴侣同时接受治疗可以提高治愈率,减少传播。

(7)特殊情况:甲硝唑和替硝唑同属硝基咪唑类药物,对硝基咪唑有速发型过敏反应的患者可在专家指导下接受甲硝唑脱敏治疗。局部可以尝试应用除硝基咪唑类以外的药物,但治愈率很低(<50%)。

9.随访与预防

对治疗后无症状者或一开始无症状者不需要随访。预防措施包括以下几个方面:①固定性伴侣,性交中使用避孕套。②加强对公共设施的管理及监护,禁止患者进入游泳池;提倡淋浴,公厕改为蹲式;医疗器械及物品要严格消毒,防止交叉感染。③患者内裤及洗涤用的毛巾,应煮沸 5～10 分钟以消灭病原体。

(二)阿米巴性阴道炎(ameba vaginitis)

1.病因

阿米巴原虫常常使人类肠道发生感染,引起阿米巴痢疾。感染了阿米巴的患者在大便时,阿米巴滋养体可随粪便排出,如不注意卫生,可污染外阴,并上行侵入阴道内。当患者阴道黏膜有破损或机体抵抗力下降时,滋养体就会侵入阴道壁组织内,繁殖生长,从而发生阿米巴阴道炎,严重者还可引起宫颈以及子宫内膜的炎症。

2.病理改变

溃疡的形成是阿米巴性阴道炎的基本改变。当阿米巴原虫侵入阴道黏膜后,以其伪足的活动及其分泌的溶组织酶,使黏膜细胞发生坏死,形成溃疡,边缘隆起,病灶周围由淋巴细胞及少数浆细胞浸润,溃疡表面被覆黄棕色坏死物质,内含溶解的细胞碎片、黏液和阿米巴滋养体。

3.临床表现

(1)患者可有腹泻或痢疾病史。

(2)阴道有多量分泌物是本病的特点。分泌物常呈血性、浆液性或黄色黏液脓性,具有腥味,从中可以找到大量滋养体;当阴道黏膜形成溃疡出血时,则分泌物为脓性或血性,溃疡可散在或融合成片,并伴有瘙痒疼痛。病变如波及宫颈或子宫,尚可有下腹痛和月经不调,个别病例由于结缔组织反应严重,可呈现不规则肿瘤样增生,质硬,溃疡表面覆有血性黏液分泌物,容易误诊为恶性肿瘤。在孕期感染可直接或间接感染胎儿,以致引起胎儿死亡。另外在妊娠期由于此时母体细胞免疫反应比非妊娠者低,免疫球蛋白的浓度在不同的妊娠阶段含量也各异,妊娠期阿米巴病往往较严重,甚至致命。

4.诊断与鉴别诊断

由于本病较为罕见,有时会被临床医生忽略,但根据患者腹泻或痢疾病史以及相关检查,可以做出诊断。最可靠的就是在阴道分泌物(同时检查患者的粪便)涂片找到阿米巴滋养体、分泌物培养找到溶组织阿米巴原虫,以及病灶处的病理学检查找到阿米巴原虫。而对于分泌物检查阴性的慢性溃疡病例,更应做活组织检查。

当阿米巴性阴道炎呈肿瘤样增生时,往往肉眼不易与恶性肿瘤区别,因此需要通过组织活检明确诊断,恶性肿瘤患者无阿米巴原虫及滋养体。阿米巴性阴道炎出现溃疡时需要与结核性溃疡相鉴别,结核性溃疡的特点为溃疡边缘不齐,呈鼠咬状,溃疡底部有颗粒状突起的结核结节;病理切片无阿米巴滋养体而为干酪样坏死及类上皮细胞和朗格汉斯细胞形成的肉芽肿。其他需要与急性单纯性溃疡相鉴别,阴道黏膜病理检查可见鳞状上皮增生,底部为肉芽组织,无阿米巴滋养体,而阿米巴性阴道炎分泌物涂片及组织病理检查可找到阿米巴滋养体。

5.治疗

治疗原则:以全身治疗为主,结合局部处理。

(1)甲硝唑:对阿米巴原虫有杀灭作用,毒性小,疗效高,口服后血药浓度可持续 12 小时;400 mg 口服,每天 3 次,10～14 天为一个疗程,也可以配合使用甲硝唑栓剂。

(2)替硝唑:该药为抗阿米巴药,但服药后部分患者会出现一过性的白细胞减少;500 mg 口服,每天 4 次,3 天为一个疗程。

(3)依米丁(盐酸吐根碱):该药对阿米巴滋养体的杀灭作用最强,但对包囊的作用不确定,本药毒性大,排泄缓慢,容易蓄积中毒,因此对心肾功能不全、年老体弱患者以及孕妇禁用;60 mg(1 mg/kg·d),分两次深部肌内注射,连续 6～9 天为 1 个疗程。

局部用药:用 1%乳酸或 1:5 000 高锰酸钾溶液冲洗阴道,每天 2 次,冲洗后擦干,阴道放置甲硝唑栓剂,7～10 天为 1 个疗程。

(三)蛲虫性外阴阴道炎

蛲虫病亦称肠线虫病,蛲虫本身极少引起外阴炎,但蛲虫病常有外阴症状,因此外阴蛲虫病较常见。

1.病因

蛲虫是蠕形住肠线虫的简称。蛲虫长 5～15 mm,白色、线状,寄生在人的肠道,人是唯一的传染源。人因摄入虫卵而感染,虫卵在肠内(通常为盲肠部位)发育成成虫,大约 1 个月雌虫成熟并开始产卵,雌虫受精后,雄虫通常死亡,并随粪便排出体外。妊娠的雌虫,身体几乎充满虫卵,雌虫移行到结肠并排至肛门处,在肛周及会阴皮肤处产卵,偶尔雌虫移行到阴道。雌虫通常在睡眠时自宿主(儿童多见)肛门爬出,在肛门口产卵,引起肛门瘙痒、外阴瘙痒。

2.临床表现与诊断

蛲虫的感染多见于儿童,其中女童较男童常见,年轻人较老年人常见。肛周及会阴部瘙痒,患儿因痒而搔抓可引起肛周及会阴皮肤剥脱、血痂,有时潮红,渗出糜烂或继发感染,长期反复发作可致皮肤肥厚,色素沉着形成湿疹样变。患儿可伴有失眠、烦躁不安、易激动、夜惊或遗尿,夜间磨牙等睡眠障碍症状。

根据临床表现,夜间奇痒时检查可在肛门周围发现乳白色小虫,一般较容易诊断。大便或肛门周围及外阴分泌物中查到蛲虫卵可确诊。

3.治疗

(1)口服驱虫剂。

1)恩波吡维铵(扑蛲灵):5～7.5 mg/kg,睡前 1 次顿服,间隔 2～3 周后再治疗 2～3 次,以防复发。

2)哌嗪:每天 50～60 mg/kg,分两次口服,成人 1～1.2 g/次,每天 2 次,7～10 天为一个疗程。

(2)局部用药。

1)睡前用蛲虫膏(含 30% 百部浸膏及 0.2% 甲紫)挤入肛门内,连用 4~5 次,可阻止肛门瘙痒,也可用 2%~5% 氧化氨基汞软膏、10% 鹤虱膏或雄黄百部膏。

2)有继发病变者对症处理。

另有短膜壳绦虫病、棘颚口线虫、血吸虫、水蛭以及蝇蛆引起阴道炎的个案报道,极为罕见。综上所述,引起阴道炎的寄生虫共有 8 种,其中除阴道毛滴虫外,其他种类的寄生虫均为异位寄生,造成严重后果。

第三节　宫颈炎症

宫颈炎症为妇科常见的妇科疾病,多发生于生育年龄的妇女。

一、病原体

宫颈炎(cervicitis)最常见的病原体为淋菌及沙眼衣原体,其次为一般细菌,如葡萄状球菌、链球菌、大肠埃希菌以及滴虫、真菌等。淋球菌及沙眼衣原体可累及子宫颈黏膜的腺体,沿黏膜表面扩散的浅层感染。其他病原体与淋菌不同,侵入宫颈较深,可通过淋巴管引起急性盆腔结缔组织炎,致病情严重。

二、病理

宫颈炎的病理变化可见宫颈红肿,颈管黏膜水肿,组织学的表现可见血管充血,子宫颈黏膜、黏膜下组织及腺体周围可见大量中性粒细胞浸润,腺腔内见脓性分泌物,这种分泌物可由子宫口流出。根据病原体不同,颜色和稀稠亦不同。

三、临床表现

主要为白带增多,呈脓性,或有异常出血如经间期出血、性交后出血等。常伴有腰酸及下腹部不适。妇科检查见宫颈红肿,宫颈黏膜外翻,宫颈有触痛,如感染沿宫颈淋巴管向周围扩散,则可引起宫颈上皮脱落,甚至形成溃疡。

四、诊断

出现诊断性体征,显微镜检查阴道分泌物白细胞增多,可作出宫颈炎症的初步诊断。宫颈炎症诊断后,需进一步做衣原体及淋病奈瑟菌的检测。

1.两个特征性体征

具备一个或两个同时具备。

(1)子宫颈管或宫颈管棉拭子标本上,肉眼见到脓性或黏液脓性分泌物。

(2)用棉拭子擦拭宫颈管时,容易诱发宫颈管内出血。

2.白细胞检测

可检测宫颈管分泌物或阴道分泌物中的白细胞,后者需排除引起白细胞增高的阴道炎症。

(1)宫颈管脓性分泌物涂片作革兰染色,中性粒细胞＞30 个/高倍视野。

(2)阴道分泌物湿片检查白细胞＞10 个/高倍视野。

3.病原体检测

应作衣原体及淋病奈瑟菌的检测,以及有无细菌性阴道病及滴虫阴道炎。

五、治疗

1.治疗策略

主要为抗生素药物治疗。对于获得病原体者,针对病原体选择敏感抗生素。经验性治疗应包括针对各种可能的病原微生物的治疗,需包括需氧菌、厌氧菌、衣原体(或淋菌)、支原体等。有性传播疾病高危因素的患者,尤其是年龄＜25 岁、有新性伴侣或多性伴侣、未使用保险套的妇女,应使用针对沙眼衣原体的抗生素。对低龄和易患淋病者,要使用针对淋菌的抗生素。

2.用药方案

我国多中心宫颈炎的研究中,总结了莫西沙星治疗宫颈炎(莫西沙星 400 mg,每天 1 次,连服 7 天)的总有效率达 96.6％;另一种治疗方案为头孢菌素＋阿奇霉素(二代以上头孢抗生素用 7 天,加阿奇霉素 1.0 g,顿服)的总有效率达到 98.5％。

六、随访

治疗后症状持续存在者,应告知患者随诊。对持续性宫颈炎症,需了解有无再次感染性传播疾病、性伴侣是否已进行治疗、阴道菌群失调是否持续存在。

第四章　生殖内分泌疾病

第一节　卵巢功能不全

卵巢功能不全(POI)是指女性在 40 岁以前出现卵巢功能减退的现象。发病率占成年女性的 1％～3％,原发性闭经患者中发病率为 10％～28％。

一、病因

(1)染色体异常。

(2)先天发育缺陷:卵巢不发育或先天缺陷。

(3)自身免疫性疾病:卵巢产生自身免疫性抗体,常常与另一种自身免疫病同时存在,如风湿性关节炎、甲状腺炎、重症肌无力等。有人用 ZUS 法测定,发现 POI 者均可测到卵巢与卵子的特殊抗体,其中抗卵巢抗体占 47％,抗卵子抗体占 47％,抗二者的抗体有 69％。经免疫治疗后,其卵巢抗体下降。

(4)基因突变:动物实验表明,LHB 单位基因突变也是导致 POI 的可能因素,现已发现的可能与 POI 有关的基因还有 FSNR、LH、LHR、GHF-QB、DiADHZ 等。

(5)卵巢物理性损害:如感染(幼儿患腮腺炎),抗癌治疗中的放疗、化疗。

(6)卵巢切除:由于癌或其他原因行手术切除。

(7)多囊卵巢综合征:临床上有月经异常、不孕、多毛、肥胖等症状,诊断要结合临床的综合表现,如长期不排卵、男性激素过高等,诊断要做激素水平(卵泡刺激素、黄体生成素)检查和超声检查,并排除其他疾病。

(8)子宫内膜异位症:妇科专家指出,患者通常有痛经、性交痛、慢性下腹部疼痛等,易导致长期不排卵黄体功能不全,从而出现不孕或早期流产。

(9)盆腔炎:盆腔炎会有阴道不正常分泌物与下腹部疼痛,严重的还会有卵巢输卵管脓肿及盆腔粘连。此外,某些肿瘤也会分泌雄性激素,破坏女性体内的内分泌平衡。

(10)其他:已明原因的卵巢供血障碍导致 POI。也有人将 POI 误为无反应性卵巢,自身免疫病和原因不明的无卵泡三类。

二、临床表现

1.月经的改变

闭经是 POI 的主要临床表现。POI 发生在青春期前表现为原发闭经,且没有第二性征发育;发生在青春期后则表现为继发闭经,40 岁以前月经终止,往往有第二性征发育。POI 前月经改变的形式很不一致,约有 50%患者会有月经稀发或不规则子宫出血,25%患者突然出现闭经。

有染色体缺陷的 POI 患者多有先天性卵巢发育不全,卵巢储备极差,POI 发生更早,甚至未能达到青春发育期,因而表现为原发闭经。多数 POI 患者卵巢功能衰退发生的过程是突然的且不可逆的,少数患者这一过程会持续一段时间,相当于自然绝经的过渡期。临床上偶有已诊断为 POI 后又出现所谓一过性的卵巢功能恢复,表现为恢复正常月经,甚至有 POI 患者妊娠的报道,但随着 POI 确诊后时间的延长,卵巢功能恢复的机会也就越小。

2.雌激素缺乏表现

由于卵巢功能衰退,POI 患者除不育外,也会像绝经妇女那样出现一组雌激素低下症候群,如潮热、出汗等血管舒缩症状,抑郁、焦虑、失眠、记忆力减退等神经精神症状,以及外阴瘙痒、阴道烧灼感、阴道干涩、性交痛和尿痛、尿急、尿频、排尿困难等泌尿生殖道症状。这些症状在原发闭经的 POI 患者中相对少见。

三、实验室检查

1.性激素水平测定

血清激素水平测定显示 FSH 水平升高,雌激素水平下降是 POI 患者的最主要特征和诊断依据,一般 FSH>40 U/L,雌二醇<73.2 pmol/L(20 pg/L)。其中最敏感的是血清 FSH 水平升高,FSH 升高是 POI 的早期指标。偶尔 POI 患者会有暂时的卵巢功能恢复,经连续测定血清性激素发现,几乎半数 POI 妇女表现有间断性卵巢功能恢复,即血清雌二醇水平在183 pmol/L以上,甚至有近 20%妇女可出现间断排卵,即血清孕酮水平超过 9.5 nmol/L。

这种现象的病理生理特点与绝经过渡期相似,此期间卵巢内残存的卵泡仍有间断活动,导致性激素水平的波动性和不稳定性。因此,仅一次测定显示 FSH 水平升高不能断定卵巢功能一定完全衰竭,有时需重复测定,FSH 持续升高提示 POI 可能。应该注意的是,血清 FSH 水平并不能够一定反应卵巢中原始卵泡的数目,FSH 升高只是窦状卵泡在发育过程中缺乏雌激素和抑制素的负反馈时的表现。

2.超声检查

多数 POI 患者盆腔超声显示卵巢和子宫缩小,卵巢中无卵泡。但染色体核型正常的 POI 患者有 1/3 以上盆腔超声检查可有卵泡存在,但多数妇女这些卵泡不具有正常功能,卵泡直径与血清雌二醇水平之间也无相关性。对这种现象有两种解释,一种可能是卵巢中确有残存的卵泡,另一种可能是"卵巢不敏感综合征",即卵巢中有卵泡,但对 FSH 反应不敏感,因而卵泡不能发育。可能与卵巢中 FSH 受体缺陷有关,确切病因尚不清楚。临床上很难与 POI 鉴别,卵巢活检发现较多的原始卵泡方能诊断。超声检查还可发现有无生殖道解剖学结构的异常,如生殖道畸形、缺如等。

3.骨密度测定

POI患者可有低骨量和骨质疏松症表现,其原因是低峰值骨量和骨丢失率增加。年轻妇女如果在骨峰值形成以前出现POI,其雌激素缺乏状态要比正常绝经妇女长得多,且雌激素过早缺乏引起骨吸收速度加快,骨丢失增加,因此更容易引起骨质疏松症。染色体正常的自发性POI妇女中有2/3骨密度低于同龄正常妇女均值1 SD,骨密度的改变会使髋部骨折危险性增加216倍。

4.自身免疫指标和内分泌指标测定

自身免疫性疾病的检测包括血钙、磷、空腹血糖、清晨皮质醇、TSH、甲状腺抗体、全血计数、血沉、总蛋白、白蛋白/球蛋白比例、风湿因子、抗核抗体等。

有研究显示,肾上腺功能衰竭妇女类固醇细胞抗体阳性者可能会发生POI。对可疑自身免疫性疾病患者应检查自身抗体、血沉、免疫球蛋白、类风湿因子等。有临床指征时,可进行甲状腺功能(血甲状腺激素、促甲状腺素)、肾上腺功能(血及尿皮质醇、血电解质)、甲状旁腺功能(甲状旁腺素)及血糖指标的测定。

5.其他检查

目前还没有非侵入性的检查来确定卵泡数目及功能,通过卵巢活检诊断卵巢炎或判断是否有卵泡存在对POI诊断的意义目前尚未肯定,因为卵巢活检对确认POI的分型没有帮助,而且有报道卵巢活检发现卵巢中缺乏卵泡者也有妊娠可能,故不建议常规应用。

目前可通过GnRH类似物进行刺激试验和用氯米芬促排卵试验来判断卵巢功能。孕激素撤退试验意义并不大,因为有些POI前驱患者有时可以产生足够的雌激素而使孕激素撤退试验阳性。对一些继发闭经未生育者及所有原发闭经患者应进行染色体核型检查,对有Y染色体的患者应尽早行双侧性腺切除以预防性腺肿瘤的发生。

四、诊断

公认的卵巢功能早衰的诊断标准是40岁以前出现至少4个月闭经,并有2次或以上血清FSH>40 U/L(两次检查间隔1个月以上),雌二醇水平<73.2 mol/L。病史、体格检查及其他辅助实验室检查可有助于相关病因疾病的诊断。

1.病史

对患者进行详细的病史采集,包括初潮年龄、闭经前月经情况、闭经期限,有无闭经的诱因(精神刺激、环境毒物等因素),有无使用药物史,有无癌症化疗史、放疗史,卵巢手术史,盆腔感染史、结核病史以及妊娠和生育史。自觉症状,如潮热、多汗、失眠、易怒、急躁、阴道干燥、尿痛等。既往和目前有无流行性腮腺炎和艾滋病(AIDS)病毒感染,因为有罕见的继发于感染的卵巢功能衰退。了解患者及其家人中既往和目前是否患有自身免疫性疾病,如Addison病、甲状腺疾病、糖尿病、SLE、类风湿性关节炎、白斑、克罗恩病和干燥综合征等。少数流行病学研究显示卵巢功能早衰有家族倾向,也有研究显示促性腺激素受体遗传性突变可导致卵巢功能早衰,故应仔细询问其家族史,包括母亲、姊妹及女性二级亲属的月经、生育情况和男性亲属的生育情况。

2.体格检查

进行全身检查时,注意全身发育、智力及营养状况,对乳腺和阴毛发育情况进行检查,并根据 Tanner 分级标准分级。

盆腔检查注意有无雌激素缺乏引起的萎缩性阴道炎。自身免疫性 POI 患者(淋巴细胞性卵巢炎)有时可通过盆腔检查发现增大的卵巢。应重点检查有无上述自身免疫性疾病的有关体征。

3.实验室检查

除血清性激素水平测定外,当有临床指征时,还应注意酌情进行相关疾病的检查,如血、尿常规分析,血沉、抗核抗体、免疫球蛋白和类风湿因子检测。可通过磁共振检查和通过甲状腺释放激素刺激产生完整 FSH、α 和 β 亚单位的情况来鉴别有无垂体肿瘤。

怀疑有低骨量和骨质疏松症者应进行骨密度测定。

进行盆腔超声检查了解有无解剖结构异常以及有无卵泡存在。但对染色体核型正常的自发 POI 患者,盆腔超声检查并不能改变临床诊断,因为即使发现有卵泡存在,目前尚未证实经过治疗能够使卵巢功能恢复。

五、并发症

1.慢性不排卵

患有卵巢性不孕的患者会有月经失调,月经次数少、月经量少,甚至闭经的现象,有少数的患者会有月经量多,经期长等症状。

2.肥胖症

患有卵巢性不孕的患者中,30%的患者会出现肥胖的现象。

3.多毛症

卵巢性不孕的患者,由于体内含有过多的雄激素,所以女性会有毛发的分步,有男性化的倾向,会出现胡须、胸毛,肛门、四肢的毛发增多,阴毛粗、浓和黑。

4.不孕

激素紊乱或卵巢功能不全引起的无排卵可能引起女性卵巢性不孕,另外卵子质量差或孕激素缺乏会使得女性子宫内膜生长不良,影响到受精卵的着床,引起不孕。

六、治疗

1.MHT

患 POI 者除闭经外,只有少数人出现类似更年期症状,故常不被重视,也不接受治疗,但长期处于低雌激素状态下,年轻妇女会发生子宫萎缩,阴道分泌物减少,性交痛,甚至长期缺钙以致骨质疏松,所以应及时补充雌激素。对于有可能恢复卵巢功能且期望生育者也可加用促排卵药物。

2.免疫治疗

查获明有抗体因素存在者可行免疫治疗。注射免疫疫苗已经成为一种较可靠的治疗手段。

3.手术治疗

(1)对于因卵巢血管因素导致卵巢营养缺失而发生的 POI 者应早诊断,早治疗,在卵巢功能丧失殆尽前尽早行血管搭桥手术,如将卵巢动脉与肠系膜下动脉或肾动脉等吻合,恢复卵巢血管供应,使卵巢再现生机。

(2)对于已处于 POI 晚期或由于各种原因导致卵巢缺如者,卵巢移植已成为很成功的一种治疗手段,借助她人的一小部分卵巢即可来完成女性生理功能。

4.促卵疗法

针对因内分泌失调导致排卵障碍、月经不调而引起的女性不孕,专家运用传统医学之精华使之与高科技的现代西医技术融会贯通,经过潜心研究与临床实践,采用中药三期促卵疗法效果显著,该疗法是根据女性"月经"这一特殊的生理现象。将治疗周期分为月经前期、月经中期、月经后期,针对月经周期各个不同阶段的生理变化而制定相应的治疗方案,达到促卵、排卵、受孕的目的。在具体实践中,根据月经周期、子宫内膜、卵巢的不同变化又分为卵泡期、排卵期、黄体期、月经期,根据各期的生理变化分阶段用药,将中医的辨证和西医的辨病相结合,以中药治疗为主进行个性化治疗。

5.食疗法

(1)首乌山楂汤:首乌 10 g,山楂 10 g,玉竹 10 g,粳米 20 g。月经后血海空虚,此方可以滋补肾阴、补血调经,经期后食用比较合适。

(2)荷叶薏米粥:荷叶 10 g,薏米 15 g,陈皮 10 g,粳米 15 g。先煮薏米、陈皮、粳米,煮熟后再放荷叶,煮出荷叶的清香味时即可食用,不宜煮太长时间。此方可以清热利湿。

(3)十全大补汤:猪骨 500 g,党参、茯苓、白芍、黄芪、白术各 10 g,肉桂 3 g,熟地、当归各 15 g,炙甘草、川芎各 6 g,姜 30 g,葱、花椒、料酒各适量。以上材料煮汤食用,此方可益气补血。

(4)灵芝猪蹄汤:灵芝 15 g,猪蹄 1 只,料酒、精盐、味精、葱段、姜片适量。此汤有利于增加免疫力。

(5)鲜奶粳米粥:粳米 100 g,鲜奶 250 ml 煮粥食用。牛奶含优质蛋白,粳米性平,不温不寒,生津益胃,有利于保护胃黏膜,适于喝牛奶后有腹痛、腹泻等不适症状的女性。

第二节　围绝经期及绝经期相关疾病

围绝经期综合征过去称更年期综合征,1994 年世界卫生组织人类生殖特别规划委员会决定废弃"更年期"一词,推荐使用"围绝经期",并对一些术语做了阐述。围绝经期(perimenopause)是指从接近绝经,出现与绝经有关的内分泌、生物学和临床特征(卵巢功能衰退的征象)起至绝经 1 年内的时期。绝经(menopause)是指女性月经最后停止,可分为自然绝经和人工绝经。自然绝经是由于卵巢卵泡活动的丧失引起月经永久停止,无明显病理或其他生理原因。临床上,连续 12 个月无月经后才认为是绝经。人工绝经是指手术切除双卵巢或医疗性终止双卵巢功能,如化疗或放疗。绝经过渡期(menopausal transition)指从出现卵巢功能开始衰退的征象至绝经的一段时间,通常在 40 岁后开始,经历 2～8 年,平均约 4 年。绝经年龄受遗传、营养、体重、居住地区的海拔高度、嗜烟等多种因素的影响。我国城市妇女的平均绝经年龄为 49.5 岁,农村妇女为 47.5 岁。围绝经期妇女约 1/3 能通过神经内分泌的自我调节达到新的平衡而无自觉症状,2/3 妇女则可出现一系列性激素减少所致的躯体和精神心理症状,称为围绝经期综合征(perimenopause syndrome)。

一、围绝经期的内分泌变化

围绝经期的内分泌变化首先表现为卵巢功能衰退。由于卵巢功能下降,全身许多系统与器官的组织结构也受到影响,因而或早或晚地出现一系列衰退症状。卵巢功能衰退表现为卵泡发育较差,内分泌功能不足,卵泡对促性腺激素作用的反应较差。颗粒细胞所分泌的雌激素量低,甚至不能排卵。因此,垂体分泌较多的促性腺激素以达到排卵的需要。故在绝经前 10 年,虽尚有正常的有排卵的月经周期,但血中促卵泡激素水平已开始升高,以促使卵泡可以达到成熟与排卵的状况,此时的黄体生成素尚保持原有的正常水平。随着卵巢组织的逐渐衰退,卵巢中卵泡群明显减少,雌激素水平明显降低,虽 FSH 及 LH 均升高,也不能使卵泡继续生长。

(一)卵巢的变化

卵巢体积缩小,其重量仅为性成熟期妇女卵巢的 1/2 至 1/3。卵巢门血管硬化,动脉分支减少。卵巢皮质变薄,原始卵泡几已耗尽,遗留的少数卵泡对促性腺激素又不敏感,以致卵泡成熟发生障碍,不再排卵。

(二)性激素

1.雌激素

正常月经妇女体内雌激素主要是 17β 雌二醇(E_2)。血 E_2 95％来自卵巢的优势卵泡和黄体,平均产生率为 60～600 μg/24 小时,血浓度呈周期性变化。在绝经过渡期,与卵泡的不规则发育相应,E_2 水平变化大。绝经后 E_2 平均产生率为 12 μg/24 小时,主要来自周围组织雌酮的转化和睾酮的芳香化,无周期性改变,并明显低于正常月经周期任何时相的水平。正常月经妇女另一主要雌激素是雌酮(E_2),血中 E_2 少量直接来自卵巢和肾上腺,主要为 E_2 的可逆性代谢产物;雄烯二酮的芳香化是 E_2 的另一主要来源;E_2 还部分来自硫酸雌酮的转化。绝经后 E_2 成为体内的主要雌激素,主要来自雄烯二酮的转化,转化率约为青年妇女的 2 倍,与体重呈正相关,肥胖者转化率高。绝经后硫酸雌酮仍是 E_2 的另一来源,血 E_2 的下降程度较 E_2 轻,仍保持昼夜节律。

2.孕激素

黄体酮(孕酮)在生育期主要由排卵后的黄体所产生,黄体期黄体酮水平反映黄体分泌活性,卵泡期孕酮水平很低。绝经过渡期早期卵巢尚有排卵,但黄体功能不健全,黄体分泌黄体酮减少。绝经后血黄体酮水平进一步降低,约为青年妇女卵泡期的 1/3,可能来自肾上腺。

3.雄激素

(1)雄烯二酮:雄烯二酮为正常月经妇女体内主要雄激素之一。主要来源于卵巢发育中的卵泡及肾上腺,两者各占 50％。绝经后卵巢产生雄烯二酮的能力明显下降,血中浓度约为青年妇女的 50％,以肾上腺来源为主,卵巢来源仅占 20％。

(2)睾酮:睾酮是妇女体内活性最高的雄激素,其活性比雄烯二酮高5～10倍。卵巢与肾上腺来源各约占25%,其余50%来自周围组织中雄烯二酮的转化。绝经后卵巢卵泡来源睾酮减少,但在增高的LH作用下,间质分泌睾酮增多,因此卵巢来源睾酮与绝经前大致相同,总产生率比青年妇女低1/3。

(三)抑制素

最近研究指出抑制素(inhibin)与卵巢功能开始衰退有密切关系。抑制素抑制FSH分泌,与FSH构成一个关系密切的反馈回路,当卵巢开始老化时,血E_2尚未降低,而抑制素已降低,使FSH升高。绝经后,抑制素很低,难以测出。

(四)促性腺激素

接近绝经时血中FSH及LH均逐渐升高,绝经2～3年时其水平可达到最高水平,此时FSH水平为正常早期卵泡期的13～14倍,LH的水平约为3倍,持续这种水平达5～10年之久,然后开始逐渐下降,但20～30年后仍高于生育年龄时的水平。

(五)促性腺激素释放激素

促性腺激素释放激素的活动情况可以通过实验结果来推测。GnRH水平在绝经后与LH水平一样是升高的,并且也有周期性释放。此时LH水平虽已较高,但若再给予静脉注射GnRH,血中的FSH及LH水平仍可升高,这种现象说明了绝经后下丘脑与垂体之间仍保持一定的功能。

(六)泌乳素

由于雌激素具有肾上腺能耗竭剂的功能,可抑制下丘脑分泌泌乳素抑制因子(PIF),从而使泌乳素浓度升高,绝经后雌激素水平下降,下丘脑分泌PIF增加,致使泌乳素(催乳素)浓度降低。

(七)其他内分泌系统

1.肾上腺

肾上腺雄激素脱氢表雄酮(DHEA)和硫酸脱氢表雄酮(DHEAS)均为妇女体内的主要雄激素前身物。从30岁以后随年龄增长,血浓度逐渐下降,到50岁左右,分别下降50%和25%,这种下降与绝经无关。肾上腺糖皮质激素与盐皮质激素也不受绝经的影响。

2.甲状腺

绝经后血总T_4与游离T_4水平无改变,T_3随年龄增加下降25%～40%,但不存在甲低。

3.胰岛β细胞

绝经前后10年左右,女性糖尿病发生率高于男性,说明绝经影响胰岛β细胞功能,有学者观察到绝经后妇女空腹和各时相的胰岛素、C肽水平均明显高于青年女性,表明绝经后妇女存在高胰岛素血症,胰岛素抵抗。

二、临床表现

围绝经期综合征的持续时间长短不一,一般2～5年,严重者可达10余年。

(一)月经改变

(1)月经频发(polymenorrhea):月经周期短于21天,常伴有经前点滴出血致出血时间延长。其发生原因多为黄体功能不足,此时的黄体期由正常的 14 天左右缩短为 9 天以内。

(2)月经稀发(oligomenorrhea):月经周期超过 40 天,因排卵稀少引起,常伴有经血量减少。

(3)不规则子宫出血:因停止排卵而发生的无排卵性功能失调性子宫出血。

(4)闭经(amenorrhea):卵巢合成性激素大幅度减少后,子宫内膜失去雌激素及孕激素的影响而处于静止状态,因而不再增殖及脱落,此时发生闭经。

多数妇女经历不同类型和时期的月经改变后,逐渐进入闭经,而少数妇女可能突然闭经,取决于卵巢的功能变化。

(二)血管舒缩功能不稳定症状

表现为潮热及出汗,有时伴头痛。典型的表现是突然上半身发热,由胸部冲向头部,或伴头胀、眩晕或无力,持续数秒至 30 分钟不等,症状消失前常大量出汗或畏寒,轻者数日发作一次,重者日夜发作几十次。潮热发作的体征是面、颈及胸部潮红,上肢温度升高,躯体温度正常或稍降低,血压不变,手指血流量增加。潮热是围绝经期及绝经后妇女特征性的症状,只有少数妇女(15%～25%)不发生,症状严重者占 10%～20%。

血管舒缩不稳定的机制尚未阐明,雌激素降低是重要原因。雌激素降低时,下丘脑 β-内啡肽释放减少,降低了内源性鸦片肽对脑干去甲肾上腺素能神经元的抑制能力,使后者的冲动增加,刺激近处的体温调节中枢及 GnRH 中枢,引起外周血管扩张和 GnRH 释放脉冲增多,出现潮红及血 LH 升高。绝经后妇女血中 5-羟色胺水平升高,已证实它有升高体温的作用,并能兴奋交感神经节前纤维,由颈部交感神经纤维传出冲动,产生上半身及头、颈部皮肤发红。

(三)自主神经系统功能不稳定症状

如心悸、眩晕、失眠、皮肤感觉异常等。常伴随潮热症状,少数妇女无潮热发作,只表现此类症状的一种或数种。

(四)精神、心理症状

如抑郁、焦虑、多疑、自信心降低、注意力不集中、易激动、恐怖感,甚至癔症发作样症状。

(五)泌尿、生殖道症状

(1)外阴及阴道萎缩,阴毛渐少:阴道壁的上皮细胞随着雌激素的降低而渐萎缩,绝经数年后,则可发生老年性阴道炎。阴道弹性减低,缩短,皱褶消失,阴道分泌物减少,呈碱性,有利于细菌生长,并且易受损伤。可发生一系列症状,如外阴瘙痒,性交疼痛,阴道出现血性分泌物,易遭受真菌、滴虫或细菌的侵犯而发生继发感染。

(2)膀胱及尿道症状:尿道缩短,黏膜变薄,括约肌松弛,常有尿失禁;膀胱因黏膜变薄,易反复发作膀胱炎。

(六)心血管系统疾病

绝经后妇女易发生动脉粥样硬化、心肌缺血、心肌梗死、高血压和脑卒中。

雌激素通过影响循环脂类的代谢或直接作用于心血管系统起到保护心血管的作用。①雌激素影响肝脏脂类代谢,使高密度脂蛋白和甘油三酯升高,低密度脂蛋白降低。②心肌血管和主动脉均存在雌激素受体,雌激素直接作用于心血管,抑制动脉粥样硬化斑块的形成,减少粥样硬化斑块的体积。③雌激素能通过调节血管内皮细胞分泌合成血管活性物质改善心脏供血,雌激素能使动脉内一氧化氮增加,一氧化氮可以增加动脉平滑肌细胞内鸟苷磷酸的浓度,从而引起血管扩张,它也可以抑制血小板和巨噬细胞对动脉内皮的黏附作用;乙酰胆碱能刺激人类冠状动脉扩张,雌激素可能增加内皮细胞上毒蕈碱受体量,引发乙酰胆碱诱导的内皮依赖性血管扩张。④雌激素能通过调节动脉壁突触前连接处肾上腺素、去甲肾上腺素释放及摄取起到保持动脉张力、稳定血流的作用。⑤雌激素使纤溶酶原活性及浓度增加,纤维蛋白原浓度降低,从而促进纤溶系统功能,保护心血管系统。

绝经后雌激素水平低下,使血胆固醇水平升高,各种脂蛋白增加,而高密度脂蛋白与低密度脂蛋白比值降低,失去了对心血管系统的保护作用。

(七)骨质疏松

绝经后妇女骨质吸收速度快于骨质生成,促使骨质丢失变为疏松,围绝经期过程中约有25%妇女患有骨质疏松症,其发生与雌激素下降有关。雌激素可通过多种途径影响骨代谢:①甲状旁腺激素(PTH)是刺激骨质吸收的主要激素,血中PTH没有改变时,雌激素降低骨对PTH的敏感性,绝经后由于甲状旁腺功能亢进,或由于雌激素不足使骨骼对PTH的敏感性增强,导致骨质吸收增加。②雌激素可促进甲状腺分泌降钙素,降钙素是一强有力的骨质吸收抑制物,对骨骼有保护作用,绝经后降低,应用雌激素后合成增加。③雌激素使肠吸收钙增加,降低肾排泄钙量。④骨组织上有雌激素受体,雌激素可直接作用于骨骼。⑤雌激素使转移生长因子-β(TGF-β)及胰岛素样生长因子-Ⅰ(IGF-Ⅰ)增多,它们促进骨形成。⑥雌激素抑制促骨吸收的细胞因子,如白细胞介素-1及白细胞介素-6。⑦雌激素也可抑制pgE_2的合成,其促进骨形成,也抑制骨吸收。因此,雌激素不足使骨质吸收增加。骨质疏松主要是指骨小梁减少,最后可能引起骨骼压缩使体积变小,严重者导致骨折,桡骨远端、股骨颈、椎体等部位易发生。

(八)皮肤和毛发的变化

雌激素不足使皮肤胶原纤维丧失,皮肤皱纹增多加深;皮肤变薄、干燥甚至皲裂;皮肤色素沉着,出现斑点;皮肤营养障碍易发生围绝经期皮炎、瘙痒、多汗、水肿;暴露区皮肤经常受日光刺激易致皮肤癌。绝经后大多数妇女出现毛发分布改变,通常是口唇上方毫毛消失,代之以恒久毛,形成轻度胡须,阴毛、腋毛有不同程度的丧失;躯体和四肢毛发增多或减少,偶有轻度脱发。

三、诊断和鉴别诊断

(一)诊断

根据年龄、月经改变及自觉症状如阵发性潮热、躁汗等可诊断,测定血中激素水平,显示雌激素水平下降、促性腺激素水平升高,对诊断更有意义。

(二)鉴别诊断

其他多种疾病均可引起与围绝经期相似的症状和体征,综合分析,进行鉴别。

1.闭经

绝经的主要症状是闭经,但引起闭经的原因很多,应根据年龄、症状及其他检查相鉴别。

2.血管运动性潮热

有数种疾病会产生与潮热相混淆的潮红感症状,如甲亢、嗜铬细胞瘤、类癌综合征、糖尿病、结核及其他慢性感染等,应注意鉴别。

3.异常阴道出血

月经紊乱是围绝经期的一个主要表现,应与子宫内膜癌、子宫内膜息肉等鉴别,必要时行诊刮或宫腔镜检查。

4.外阴阴道炎

许多特殊的外阴阴道炎症表现与雌激素缺乏引起的外阴阴道炎相似,应通过检查、化验相鉴别。外阴有白化、增厚、皲裂,须行活检排除外阴癌。

四、治疗

（一）一般治疗

使患者了解围绝经期是正常生理过程,消除其对围绝经期变化的恐惧心理,对将会发生的变化做好思想准备。了解绝经前后减轻症状的方法,以及预防绝经后疾病的措施。加强锻炼,保持积极乐观的精神状态,可减轻患者的心理负担,在此基础上加用药物治疗。

（二）药物治疗

1.非激素类药物

（1）镇静药:失眠较重的患者,可于睡前服用镇静药。

（2）可乐定(clonidine):可乐定为 α-肾上腺素受体激动药,可稳定下丘脑调温中枢,使潮热降低 30%～40%。

（3）甲基多巴(methyldopa):作用机制与可乐定相同。

（4）佳蓉片:佳蓉片为纯中药制剂,具有改善神经内分泌功能,增强机体抵抗力及抗衰老的作用。其不影响出血而只控制症状,特别适用于尚未绝经或伴有月经紊乱者。

2.激素替代治疗(hormone replacement therapy,HRT)

性激素治疗中以补充雌激素最为关键。雌激素受体分布于全身各重要器官,合理应用雌激素可有效控制围绝经期症状及疾病。

（1）适应证

雌激素缺乏所致的潮红、潮热及精神症状,老年性阴道炎、泌尿道感染,预防心血管疾病、骨质疏松等。

（2）禁忌证

妊娠、严重肝病、胆汁淤积性疾病、血栓栓塞性疾病、原因不明的子宫出血及雌激素依赖性肿瘤患者、血卟啉病、红斑狼疮、镰形红细胞贫血等。

（3）用药原则

HRT 的原则是以小剂量进行生理性补充,维持围绝经期妇女健康的生理状况。在绝经过渡期,根据卵巢功能及雌孕激素缺乏的程度、临床调整月经的需要、患者的症状进行补充治疗,基本上是以孕激素为主的个体化治疗,必要时可应用人工周期样的激素替代治疗。

在绝经后,HRT 是以补充雌激素为主。预防绝经后退化性疾病需要长期补充,为缓解围绝经期症状可短期使用。因雌激素能刺激子宫内膜异常增生,故原则上有子宫的妇女在使用雌激素时要加用孕激素。孕激素在子宫内膜能增加 17β 雌二醇脱氢酶的活性,促进雌二醇的代谢,降调细胞核雌激素受体浓度,抑制 DNA 合成,周期性地加用孕激素可使受雌激素作用后呈增殖状态的子宫内膜分化,或与雌激素同时用,对抗雌激素对子宫内膜的促增殖作用。

用药剂量应为最小有效量,并对患者采取个体化原则,对不同年龄、不同症状、不同需要的患者采取不同的方案,在使用过程中根据疗效和不良反应及时进行调整。

(4)用药方案

1)单用雌激素:适用于子宫已切除,不需保护子宫内膜的妇女,但应检测乳房的变化。

2)单用孕激素:分周期性使用及连续性使用两种,前者适用于绝经过渡期,体内有一定雌激素水平者;后者可短期用于症状重,需激素替代治疗又存在雌激素使用禁忌证者。

3)合用雌、孕激素:适用于有完整子宫的妇女。分为序贯合用和同时连续联合使用两种方法。前者模拟生理性月经周期,在使用雌激素的基础上,每月序贯地加用孕激素 10～14 天;后者为每天同时使用雌孕激素。上述两种方法又有周期性使用和连续性使用两种方案,周期性即每个月停用 4～6 天,连续性即每日使用不停顿。周期性方案常有周期性出血,连续性方案避免了周期性出血,但用药早期可有非计划性出血。

(5)用药途径

1)口服:其疗效肯定,口服途径是绝大多数 HRT 妇女的用药方法,除非患有肝病或血栓栓塞性疾病。因雌激素摄入后除首过肝脏时 30％剂量与葡糖醛酸结合,经尿及胆汁排泄外,还通过肝肠循环,80％再吸收返回肝脏,导致门脉中雌激素浓度比全身循环中浓度高 4～5 倍。因此,口服给药对肝脏有一定损害,还可刺激产生肾素底物及凝血因子。口服给药的有利方面是通过肝效应可以改善血脂及糖耐量。

2)胃肠道外途径:包括阴道、皮肤及皮下给药。无论哪种途径,均能解除潮热症状,预防骨质疏松,但尚未证明能降低心血管疾病的发病率。①阴道给药,当萎缩性泌尿生殖道症状为主时适合阴道局部用药,阴道用药不但有强烈的局部作用,且易被黏膜吸收进入全身血循环。②皮肤贴片,可提供恒定的雌激素水平,方法简便。③皮下埋藏,作用维持 3～6 个月,缺点是需要停药时难以去除。

(6)用药时间

1)短期用药:用药的目的是解除围绝经期症状,待症状消失后即可停药。

2)长期用药:用于防治骨质疏松,HRT 至少持续 5～10 年以上,有人主张绝经后终身用药。

(7)不良反应及危险性

1)子宫出血:单独应用雌激素及连续联合应用雌、孕激素时都有可能发生非计划性出血,尤其是在用药早期,需根据出血情况及内膜厚度处理,必要时需行诊断性刮宫排除子宫内膜病变。

2)雌激素的不良反应:剂量过大时可引起乳房胀、白带多、头痛、水肿、色素沉着等,应酌情减量或使用雌三醇。

3)孕激素的不良反应:子宫出血。周期性加用孕激素停药后可有月经样出血,连续联合使用者有不规则出血,但很少发生;可能影响雌激素对心血管的保护作用,如降低高密度脂蛋白、促血管收缩、增加胰岛素抵抗等;可引起乳房胀、恶心、腹胀、口干、阴道干、情绪压抑、烦躁等症状。

4)子宫内膜增生及肿瘤:雌激素促进内膜细胞分裂增殖,如长期应用雌激素未予孕激素拮抗,则内膜将从单纯增生、复杂增生、不典型增生发展到早期癌,无拮抗的单用雌激素治疗,内膜癌的危险可增加 2～10 倍。用结合雌激素 0.625 mg/d,应用 5 年以上,发生子宫内膜癌的相对危险性为 4.8,用药 8 年以上相对危险性上升至 8.22,其对策是每天加用孕激素(甲羟黄体酮 2.5 mg)或每月加用孕激素至少 10 天(最好 12～14 天),剂量为甲羟黄体酮 10 mg/d,可以完全阻止单纯型和复杂型子宫内膜增生,内膜癌的相对危险性降至 0.2～0.4。

5)乳腺癌:根据流行病学调查研究,激素替代治疗短于 5 年者,并不增加乳腺癌的危险性;长期用药 10～15 年以上,是否增加乳腺癌的危险性尚无定论。

(8)用药过程中的检测:实施 HRT 前要了解患者的一般情况,主要症状、绝经时间,行妇科检查除外生殖器病变,了解子宫内膜及乳腺的基础情况及体内激素水平,酌情检查骨密度、血糖、血脂、肝肾功能、凝血因子等,一般在初剂后 4～8 周随访,如无异常可半年至 1 年随访 1 次。HRT 应用过程中要检测疗效及安全性。疗效主要包括症状、血雌二醇水平、血脂变化及骨密度。安全性主要包括血压、体重、乳房、子宫内膜厚度、阴道出血情况及有无新发疾病。乳房的检测方法有自检、超声检查、乳腺 X 线检查等。子宫内膜的检测方法有吸取宫内膜组织行细胞病理学检查,阴道超声检查测量内膜厚度,如厚度>5 mm,可行内膜活检。

五、骨质疏松症的预防和治疗

绝经后雌激素水平降低是骨质疏松的主要原因,骨质疏松以预防为主,因骨质一旦丢失,很难恢复到原有水平。激素替代治疗是预防骨质疏松的有效方法。维持骨质的雌激素水平为 150～180 pmol/L(40～50 pg/ml),结合雌激素 0.625 mg/d、微粒化 17β 雌二醇 1 mg/d、炔雌醇 15～25 μg/d,能有效地防止骨质丢失。孕激素有拮抗雌激素的作用,但对减少骨质的重吸收与雌激素起着协同作用。这些预防性作用应尽可能在绝经初期开始。

预防和治疗骨质疏松需补充钙及维生素 D,绝经后妇女钙需要量为 1 500 mg/d,补充雌激素者为每天 1 000 mg,除食用含钙丰富的食物外,还应根据需要服用补钙制剂。户外活动少的妇女补钙同时应每日服用维生素 D 400～500 IU,与钙剂合用有利于钙的吸收。

降钙素可抑制破骨细胞的活性,有效地抑制骨吸收,降低血钙。还作用于肾脏的近端小管,加强 1α-羟化酶的活性,使 25-OH-D$_3$ 产生 1,25-(OH)$_2$D$_3$ 可缓解骨痛、稳定或增加骨量。有效制剂为鲑降钙素(salmon calcitonin,商品名 Miacalcic,密钙息)。

氟化物中的氟离子对骨有特殊的亲和力,聚集在身体发生钙化的部位,对维持骨和牙齿的生长代谢非常重要。绝经后妇女适量补充氟化物能预防和治疗骨质疏松。

运动对预防骨质疏松有益,适量运动可减少骨量丢失,因此老年人每天应坚持适当锻炼。

第三节　女性青春期发育延迟

女性青春期发育延迟(delayed puberty)是指女孩到 13 岁仍无第二性征发育,至 16 岁仍无月经来潮,或者是青春期启动时间正常,但进展缓慢,青春期开始后 5 年仍无月经。

一、病因及发病机制

青春期延迟根据病因分为 5 大类:①体质性(特发性)青春期延迟。②GnRH 依赖性(下丘脑低促性腺激素性性腺功能不足)。③垂体依赖性(垂体低促性腺激素性性腺功能不足)。④下丘脑和垂体依赖性低促性腺激素性性腺功能不足。⑤性腺依赖性(高促性腺激素性性腺功能不足)。

二、临床表现

1.体质性(特发性)青春期延迟

患儿出生时身长和体重正常,出生后生长速度缓慢,身材矮小,青春发育延迟,但到 17~18 岁时有正常青春期身高突增变化,成年身高可正常。常有家族青春期延迟病史,无外生殖器畸形。

2.下丘脑依赖性

(1)嗅觉生殖系统发育不全综合征(Kallmann 综合征):患者下丘脑分泌的 GnRH 缺乏,伴有嗅觉功能异常。儿童期身体发育不受影响。青春期年龄时,无第二性征出现,性器官发育不全,原发性闭经。少数不完全型者虽青春期发动但性征不全,患者四肢长,上部身高/下部身高<0.9,自幼可有嗅觉完全丧失或明显减弱或仅选择性对某些挥发性油质分辨失灵,部分患者可见大脑嗅叶缺损或发育不全。本症可伴其他神经和身体部分发育缺陷,如小脑功能不全、色盲、唇裂、腭裂、神经性耳聋、肾畸形、鱼鳞癣等。性激素、促性腺激素低下,垂体兴奋试验呈有反应型。

(2)特发性低促性腺激素性性腺功能不足(IHH):临床症状与 Kallmann 综合征相同,但没有嗅觉功能异常。发病的原因为下丘脑分泌的 GnRH 缺乏。

(3)获得性低促性腺激素性性腺功能不足:颅内肿瘤、炎症、手术、放射治疗等均可影响下丘脑的功能,使 GnRH 分泌不足,导致后天获得性的低促性腺激素性性腺功能不足。如果颅内疾病发生在青春期前,将出现青春期延迟。

(4)其他:神经性厌食、营养不良、慢性疾病(结核、甲状腺功能减退、未控制的 1 型糖尿病等)、过度体育锻炼等都可能使下丘脑 GnRH 分泌不足而使青春期延迟或中断。

3.垂体依赖性

(1)特发性垂体功能减退:不明原因的垂体功能减退,根据垂体前叶功能减退的程度不同,可以表现为一种或几种垂体激素低下甚至垂体激素全部缺乏。可以出现青春期延迟和肾上腺皮质功能、甲状腺功能减退的表现。性激素、促性腺激素低下,可能伴有 ACTH、TSH 的降低,垂体兴奋试验呈无反应型。

(2)单一促性腺激素缺乏症:仅表现为垂体分泌的促性腺激素不足,患者出现青春期发育延迟,不伴有肾上腺功能和甲状腺功能的异常。性激素、促性腺激素低下,ACTH、TSH 正常,垂体兴奋试验呈无反应型。

(3)GnRH 受体缺乏:临床表现同单一促性腺激素缺乏症。

(4)获得性促性腺激素缺乏:垂体肿瘤、炎症、损伤等可以直接或间接影响垂体的功能使促性腺激素的分泌不足,导致青春期发育延迟。颅咽管瘤最常见,表现为头痛、视觉障碍、肾上腺功能失调、甲状腺功能减退、身材矮小、骨龄推迟、性激素缺乏。垂体嫌色细胞瘤和泌乳素瘤常导致青春期延迟和原发性闭经。

4.下丘脑和垂体依赖性

(1)先天性肾上腺发育不良:患者以原发性肾上腺功能不足和低促性腺激素性性腺功能不足为特征。本病是一种 X 连锁隐性遗传性疾病,女性杂合子可有青春期延迟的表现,但生育功能正常。

(2)高泌乳素血症:高泌乳素血症可因泌乳素直接抑制 GnRH 脉冲分泌的作用引起低促性腺激素症。如在青春期前出现高泌乳素血症,将会导致性腺功能出现延迟或中断并伴有泌乳。

5.性腺依赖性

(1)先天性卵巢功能不全(Turner)综合征:患儿主要表现为矮小,生长迟缓,无自发青春发育,常因乳房不发育或发育不良,无月经初潮或继发闭经,腋毛和阴毛稀少或缺如而就诊。子宫幼稚型或发育不良,大小阴唇不发育成熟。患者偶然可见正常的卵巢功能并维持进入青春期,一般不能妊娠。常见的染色体核型为 45,XO/45,XO/46,XX/45,XO/47,XXX。血中雌激素水平低下,FSH、LH 升高。

(2)单纯性腺发育不全:性染色体 46,XX,卵巢内无卵子,体格发育无异常,第二性征发育不良,原发性闭经。FSH、LH 升高,雌激素水平低。

(3)卵巢抵抗综合征:卵巢发育正常,但是对 FSH、LH 不反应,临床上表现为原发性闭经,第二性征发育差。雌激素水平低,促性腺激素水平升高。

(4)获得性性腺功能不良:青春期前因卵巢炎症、机械损伤、放射治疗、药物性损伤或者手术切除等可以导致获得性性腺功能不良,出现青春期不发育。雌激素水平低,促性腺激素水平升高。

三、实验室及其他检查

1.一般检查
检测血常规、尿常规、血沉、肝肾功能等,以了解全身情况。

2.内分泌激素测定
测定血性激素(E_2、T)和促性腺激素(FSH、LH),了解卵巢和垂体的功能状况。$E_2>$ 33.03 p mol/L(9 pg/ml)时,一般认为已有青春期功能活动,但非诊断依据。夜间 LH 分泌增加有诊断价值。GnRH 兴奋试验对鉴别体质性和病理性青春期延迟,鉴别垂体抑或下丘脑病变均有重要价值。

3.B 超检查
B 超检查可以了解子宫、卵巢大小,以及形态、发育情况。

4.X 线检查
拍手腕平片测定骨龄,其与青春期起始密切相关,体质性青春期延迟者均可见骨龄低于生理年龄,但骨龄比生理年龄的延迟一般小 4 年。骨龄达 13 岁时,一般都会自然进入青春期发育。头颅 X 线检查,可发现某些肿瘤、损伤等颅内病变。

5.CT 和 MRI 检查

CT 和 MRI 检查对于中枢神经的肿瘤具有重要的诊断价值。

6.染色体检查

染色体检查对于性腺发育不全或某些特殊面容体征者常提示需染色体核型分析。

7.腹腔镜检查

对疑有卵巢病变的患者,可进行性腺的活检和腹腔镜检查。

四、诊断与鉴别诊断

根据病史、临床表现,上述相关检查一般可诊断青春期延迟及其病因。病史、体格检查、影像学检查及骨年龄的估价在青春延迟与性幼稚的诊断中同样很重要。除此以外,垂体促性腺激素的测定和染色体检查对这类疾病的诊断亦是不可少的。测定血 FSH 和 LH 的浓度以诊断性征不发育的原因,鉴别是在卵巢还是在垂体及下丘脑,以便选择适当的治疗原则和正确地估计预后。

五、治疗

1.体质性青春期延迟

原则上不需特殊处理,因其只是发动延迟,经一段时间后,特别是当骨龄达到相应的年龄后,自然会开始正常的青春发育过程。但应提供必要的咨询,解除患儿和家长的担心。如果患儿出现心理行为的异常,可在 13 岁后行 3 个周期的人工周期治疗,使乳房开始发育。此疗法不会明显增加骨龄或降低最终身高。

2.病理性青春期延迟

(1)原发病因的去除和纠正:若存在中枢神经系统肿瘤或疾患可根据情况决定是手术还是非手术治疗。许多功能性的促性腺激素低下是可以纠正和调整的,如改善营养状态,对神经性厌食者应鼓励其进食,增加体重;对甲状腺功能减退者应纠正甲状腺功能减退;治疗库欣综合征及高泌乳素血症等内分泌异常;严禁青少年吸毒等。

(2)性腺功能减退的治疗:对于低促性腺激素性的性腺功能减退的治疗有以下两种。①LHRH,适用于垂体对下丘脑激素 LHRH 反应良好的患者;静脉小剂量脉冲式注射 LHRH,能刺激垂体分泌 LH 和 FSH,进而刺激卵巢分泌性激素,促使性征发育并诱导排卵;因价格昂贵,一般只用于已婚想生育者。②HMG,为绝经后促性腺激素,从绝经后女性尿中提取;每支 HMG 含 FSH 和 LH 各 75 U,用于垂体本身有功能障碍的低促性腺激素性的性腺功能减退又想生育者。

(3)溴隐亭:高泌乳素血症所致的青春延迟可用溴隐亭治疗。这是一种多巴胺的促效剂,可有效地抑制泌乳素水平,改善性腺功能。

(4)雌激素:对无条件得到或无条件应用上述药物的患者可采用雌激素替代治疗。应用雌激素可促使第一性征发育,与孕激素配合应用能有类似月经的周期性子宫出血。一般雌激素每月 22~28 天,自服药的第 13~15 天加服孕激素,连服 12~14 天。然后,停服雌孕激素后等待月经来潮,经后再按上法开始下一个周期。

高促性腺激素性的性腺功能低下因为是卵巢本身的功能障碍,故只能用雌激素替代治疗,方法如前述。有 Y 染色体存在的性腺发育不全,因这种性腺发生肿瘤的概率很高,而且相当高的机会是恶性,故应尽早行性腺切除,术后用雌激素替代治疗。

六、预后

发于下丘脑、垂体的低促性腺激素性性腺功能不足和卵巢性性腺功能不足的患者及时给予女性激素替代治疗可以促使第二性征的发育,但需要长期替代治疗。继发于各种疾病而导致的青春期发育延迟,在去除原发病后可以有正常的体格发育和性征的发育。

第四节　女性性早熟

女性性早熟是指性成熟开始的年龄显著提前,其确切定义为女性任何一个性征出现的年龄较正常人群相应性征初现的平均年龄提前 2 个标准差。提前出现的性征与性别一致的称为同性性早熟,与性别不一致的称为异性性早熟(女性男性化)。临床上将女孩在 8 岁前出现第二性征(乳房发育)或 10 岁前月经来潮诊断为性早熟。由于性早熟的患儿体内雌激素的水平升高,加快了骨骺的愈合,将影响最终的成年身高。患儿的智力和心理发育并不提前,对过早出现的性成熟现象没有心理和能力上的适应,因而会困惑、害羞或自卑,有的甚至发展为心理障碍。临床上应重视性早熟的诊断和治疗。

一、病因病机

无论何种病因,只要体内甾体激素升高达到青春期水平,作用于甾体激素敏感的靶器官将出现第二性征的发育,引起乳房发育、乳晕色素加深、阴道黏膜和小阴唇增厚、色素加深,甚至出现阴道分泌物或雌激素撤退性出血;雄激素增高出现阴毛生长、体毛增多、阴蒂肥大、嗓音低沉、男性体态。按病理和控制机制不同,性早熟可分为促性腺激素释放激素(GnRH)依赖性性早熟和非 GnRH 依赖性性早熟两大类。GnRH 依赖性性早熟又称为真性性早熟、中枢性性早熟(central precocious puberty,CPP)、完全性性早熟;非 GnRH 依赖性性早熟又称为假性性早熟、外周性性早熟、不完全性性早熟。非 GnRH 依赖性性早熟又分为同性性早熟和异性性早熟。

二、临床表现

1.促 GnRH 依赖性性早熟(真性性早熟、CPP、完全性性早熟)

下丘脑 GnRH 提前释放,使下丘脑-垂体-卵巢轴整体激活。第二性征进行性发育成熟,其发育程序与正常青春期相似,依次出现乳房发育、生长迅速、阴毛出现、阴道分泌物、腋毛出现和月经初潮。血中雌二醇水平和垂体促性腺激素浓度达到青春期或成人水平。中枢性特发性性早熟的另一种类型为提前激活的 GnRH 脉冲发生器呈间断性或暂时性,患儿表现为一种非进行性的性腺功能初现早熟或者缓慢进展。

中枢性性早熟可由中枢器质性病变引起,器质性中枢性病变以下丘脑错构瘤、胶质瘤、炎症、手术或放射治疗、脑积水等病变多见。患儿除有性早熟的表现外,常常伴有相应的神经系统原发病症状和影像学改变。青春期生长与成年身高密切相关,性早熟患儿初潮后生长速度明显减弱,初潮后身高平均增加 4~6 cm。

2.非 GnRH 依赖性性早熟(假性性早熟、外周性性早熟、不完全性性早熟)

临床多见的是 McCune-Albright 综合征和外源性雌激素摄入引起的性早熟,分泌雌激素的肿瘤相对少见。原发性甲状腺功能减退的女孩可以出现乳房提前发育或有阴道流血的症状。肾上腺功能早熟的女孩月经初潮提前。

(1)McCune-Albright 综合征:这是一种先天性全身性多发性骨纤维发育不良疾病。病变在骨皮质,患儿有全身多处骨发育不良或囊性变,可累及长骨或颅骨,容易发生骨折,有时面部不对称。患儿可有自发性的卵巢囊肿,属于非促性腺激素依赖性囊肿。其临床表现包括性早熟,同性性早熟临床表现同 CPP,异性性早熟则出现不同程度男性化表现,如痤疮多毛、颞部脱发、阴蒂肥大、嗓音低沉、肌肉壮实、出现青春期男性体态;骨囊性纤维变,可出现在任何骨,颅骨发生率高,尤其是气窦;皮肤咖啡斑,身体任何部位出现大小不等的棕褐色色素增深区,不高出皮面;其他内分泌改变有 33% 的患者伴有甲亢、25% 的患者出现高生长激素。B 超检查可以发现卵巢肿块,实验室检查示雌激素升高,促性腺激素正常。

(2)外源性雌激素摄入引起的性早熟:最常见的是患儿误服了避孕药,或者是服用含雌激素的保健品,或产后哺乳期的母亲月经来潮,母亲体内有高雌激素,经母乳喂养患儿摄入外源性雌激素。实验室检查促性腺激素(FSH、LH)均正常,B 超检查无异常发现。

(3)分泌雌激素的肿瘤:女性性早熟很少由分泌雌激素的肿瘤引起。肿瘤的类型主要包括卵巢颗粒细胞瘤、卵巢膜细胞瘤、性腺间质细胞瘤,另有性腺母细胞瘤、脂质瘤、囊腺瘤等。血中雌激素的水平升高,FSH、LH 正常,B 超检查发现卵巢包块。

(4)肾上腺皮质增生症:这是女孩异性性早熟常见原因,以 21-羟化酶缺乏和 11β-羟化酶缺乏多见。患儿在青春期前有男性化的体征,至正常青春期年龄以后其女性性征的发育程度取决于体内雌激素的水平。羟化酶缺陷完全,体内雄激素水平高,ACTH 患儿女性性征发育延迟甚至无女性性征发育。实验室检查显示皮质醇可以在正常范围,但血 ACTH 升高,血睾酮、17-羟孕酮、黄体酮升高。地塞米松抑制试验显示 ACTH 下降,血睾酮、17-羟孕酮和黄体酮降至正常。

(5)单纯乳房过早发育和单纯阴毛过早发育:可以归类于青春发育变异,多发生于 6 个月到 2 岁之间,表现为乳房发育,多为双侧同时发育,体积小,乳头乳晕不发育,数月至 2~3 年自行回缩。原发性甲状腺功能减退的女孩,肾上腺功能初现早熟的女孩可以有类似的表现。

三、实验室及其他检查

1.常规检查

(1)血中雌二醇(E_2)、黄体酮(P)、睾酮(T)的测定:在真性性早熟、分泌雌激素的肿瘤及外源性假性性早熟患儿,雌激素水平均明显升高,而单纯乳房过早发育者,雌激素水平不高。

(2)血 FSH、LH 测定:鉴别真性或假性性早熟。基础 FSH、LH 值升高对真性性早熟诊断有辅助意义,但是青春早期时基础 FSH、LH 值可以在青春前期值范围内,故须进一步做 CnRH 激发试验。

(3)GnRH 刺激试验:对区别真性同性性早熟或假性同性性早熟至关重要,即给 GnRH 之后 30～60 分钟内测定某一时间点单一血样的 LH 水平,以多克隆抗体的放免法测定时 LH 激发峰值＞12～15 IU/L,或以免疫放射法 LH＞15 IU/L 时,或以免疫放射发光法 LH＞6 IU/L 时提示真性性早熟。FSH 激发峰值无意义。

(4)PRL 测定:溢乳者应测定血泌乳素。

(5)TSH、FT_4 或 FT_4 指数:诊断与原发性甲状腺功能减退有关的性早熟。

(6)T、DHEA-S、17-羟孕酮和 11-脱氧皮质醇:诊断肾上腺功能早现或分泌雄激素的卵巢肿瘤和肾上腺肿瘤。

2.其他检查

(1)手腕骨 X 线片检查了解骨龄(BA)。

(2)MRI 或 CT 检查颅脑,排除下丘脑和蝶鞍区肿瘤。

(3)B 超、MRI 或 CT 检查腹部、盆腔或肾上腺,排除肿瘤或其他病变。

(4)性染色体检查,确定其染色体性别。

四、诊断与鉴别诊断

性早熟的诊断应分三步:首先明确是否为性早熟,其次判断是属于哪种性早熟,最后是寻找病因。性早熟的诊断主要依靠病史、体格检查、内分泌检查、影像学检查综合判断。

五、治疗

女性性早熟的治疗目的在于:查出并治疗器质性病因;控制和减缓性成熟的程度和速度;使已发育的第二性征消退;抑制骨骺过早闭合,改善最终成年身高(FAH);预防与性发育有关的精神社会问题;减少与初潮有关的乳腺癌发病危险。

1.去除病因

首先应排除对生命有威胁或致残危险的疾病,如卵巢、肾上腺和中枢神经系统的恶性肿瘤。由中枢性器质性病变所致的 CPP,颅内占位病变,应行肿瘤手术摘除或化疗;对脑积水进行引流减压;补充甲状腺素治疗原发性甲状腺功能减退;肾上腺皮质增生的患者需要补充肾上腺皮质激素;停止接触含性激素的药品和食物。

2.药物治疗

(1)GnRH 激动剂(GnRH-A,LHRH-A):这是目前治疗特发性真性性早熟的首选药物,其缓释型制剂主要有达必佳(decapeptyl,又称 triptorelin,曲普瑞林)、达菲林(dipherelin)和亮丙瑞林(抑那通,enantone)等。用法为每次 50～60 μg/kg 皮下或深部肌内注射,每 4 周 1 次,连用 2～12 个月。首次剂量可以适当增加,以形成足够抑制,2 周后强化 1 次再进入 4 周一次的维持剂量。用药后监测 E_2 水平,要求 E_2＜36.7 pmol/L。

(2)孕激素:醋酸甲地黄体酮是治疗性早熟最普遍的药物。5～10 mg,每天 2 次,或 100～200 mg/m²,每周 1 或 2 次。甲羟孕酮 10～30 mg/d,分 3 次口服。醋酸环丙氯地孕酮 70～

100 mg/m²,分 2 次口服。孕激素对停止月经及第二性征有较好疗效,但对延缓生长速度、骨骺闭合的效果不肯定,目前基本不单独应用治疗性早熟。

3.心理治疗

性早熟患儿的智力和心理发育不提前,对过早出现的性成熟现象没有心理和能力上的适应,因而会困惑、害羞或自卑,有的还会发展为心理障碍。因此对性早熟患儿进行诊断治疗的同时,不可忽视对患儿和家长的心理疏导和医学知识教育,解除其思想顾虑。仅有乳房早发育的女孩可以不治疗,但需要密切观察随访,注意是否发展为真性性早熟或是否按月经初潮正常发展。

六、预后

性早熟的治疗效果取决于诊断正确与否。真性性早熟的治疗需要抑制下丘脑-垂体-卵巢轴的功能直到 10 岁以上正常月经来潮的年龄,假性性早熟去除引起性早熟的病因即可。性早熟的患儿身体早熟,智力和性心理尚不成熟,容易发生社会问题,对此家长需要有足够的认识,需要进行适当的心理治疗。

第五节 多 毛 症

多毛症为毛发增多的症状性描述,而非某一疾病的名称。多毛可以是某一疾病的临床表现,也可以是非疾病所致。毛发的疏密、长短与种族和遗传有关,如欧美地区的人种毛发较多,亚洲人毛发较少,某些黑肤人种毛发也较少。家族中世代毛发多者,其后代毛发也较多。女性多毛症是指对雄激素有反应的体毛增多,表现为毛粗且毛色较深,如面颊、上唇、颏、胸腹部的中线区域、大腿的内侧和屈面、下背部中线(可达骶部)、乳晕、阴毛(可向上与下腹部中线的毛发相连甚至可达两腹股沟或肛周)等处,呈现男性毛发分布的特征。上述多毛症大多系血循环中雄激素增加所致,偶见毛囊中雄激素活性增加。因雄激素增加所致的多毛症英文称 hirsuitism,若全身的毫毛增加,英文称 hypertrichosis。毫毛为细、软,毛干不粗、不长、毛色不深的体毛,其生长不受雄激素影响(非雄激素依赖性),不会导致面部和生殖器部位的毛增多,无特殊的分布区。可见于肾上腺或甲状腺疾病,精神性厌食症,苯妥英钠、米诺地尔和环孢素等药物的影响。

本节讨论的多毛症系雄激素增加,即高雄激素血症所致,呈现男性毛发特征的多毛。高雄激素血症在皮肤的表现为多毛,皮脂分泌增加或痤疮。当血循环中雄激素达一定水平时,则出现男性化的表现,如声调低沉、乳房缩小、肌肉增强、喉结突出、失去女性体态、颞部脱发、阴蒂增大、闭经等表现,因此对多毛者,尚应注意有无高雄激素血症的其他表现,并检测外周血中各种相关雄激素的水平。

一、雄激素与多毛症

(一)毛发的生长

毛发由毛囊长出,毛囊和皮脂腺组成毛囊皮脂腺单元,为皮肤的附属器。毛发分为毫毛和恒毛两种,毫毛的特征为细软、无髓、色淡、较短,不显眼;恒毛粗、有髓、色深,显而易见。毛发分布全身(除手、脚掌外),不同部位的毛发特征不同。按毛发对雄激素的生物效应分为性毛和非性毛(对雄激素无反应)。雄激素可使性毛分布部位的毫毛转变为恒毛,成为恒毛后经久不变直至脱落。男性头发对雄激素的反应是从毫毛转变到恒毛,也可从恒毛转变为毫毛,即形成男性的秃顶,此可为性毛对雄激素反应的仅有情况。不同部位的性毛对雄激素起反应的阈值较低,而腋毛的阈值较高。

毛的生长过程可分为生长期(初期)、退化期(中期)和静止期(终期)。静止期以毛脱落而终止,然后再进入生长期,如此循环。生长素、胰岛素和胰岛素样生长因子对毛生长与雄激素有协调作用。

(二)雄激素与多毛

雄激素作用于毛囊促使毛生长,使从毫毛转变为恒毛。即毛生长、毛干增粗、毛色加深,雄激素可使毛的生长期延长,恒毛不易脱落。因雄激素尚可使皮脂腺增生,故多毛时可伴有油性皮肤或痤疮。

雄激素中以睾酮(T)和双氢睾酮(DHT)最具生物活性,DHT 的生物活性比 T 高 2～3 倍。雄烯二酮和硫酸脱氢表雄酮(DHEAS)为活性较弱的雄激素,雄烯二酮的生物活性为 T 的 10%,DHAS、DHEAS 为 T 的 5%。雄烯二酮和 DHEA 在毛囊内转变成 T 起作用。睾酮进入毛囊细胞后,经 5α-还原酶转变为双氢睾酮,双氢睾酮进入细胞核启动蛋白质合成,毛生长、皮脂腺增生。5α-还原酶有两个同工酶,5α-还原酶 1 型和 2 型。1 型位于成年人皮肤中和女性生殖器皮肤中,对非甾胺药物敏感;2 型位于肝、前列腺和男性生殖器皮肤中,对非甾胺药物的敏感性比 1 型酶更敏感,可见外周血睾酮水平正常,但出现多毛症时,认为与 5α-还原酶活性增加、毛囊内双氢睾酮增加有关,又认为与毛囊对雄激素敏感性增加有关,即"特发性"多毛症。

(三)多毛症的评估

多毛症的程度尚无统一的诊断标准,大多采用 Ferriman 和 Gallway 提出的评分法,简称 F-G 评分法。此评分法将人体划分为 11 个部位,按其内的毛发量进行评分,评分的结果显示正常人在 8 分以内。

二、女性的雄激素

(一)雄激素的来源

正常女性体内雄激素有两个来源,其一由内分泌腺(卵巢和肾上腺)的分泌;另一为外周组织中的转化(内分泌腺以外的组织中的转化),称腺外转化。

1.卵巢

卵巢中的卵泡、黄体和间质组织均有合成雄激素的功能,由卵泡的卵泡膜细胞、黄体的卵泡膜黄体细胞和间质细胞合成。主要由卵泡膜细胞合成,合成的雄烯二酮和睾酮,经基底膜进入颗粒细胞、卵泡液和进入外周血循环。卵巢间质细胞尚合成少量脱氢表雄酮。雄激素合成受LH、胰岛素和IGF-1等生长因子调节。

2.肾上腺

主要在肾上腺网状带合成雄激素,束状带亦有少量合成能力。体内的硫酸脱氢表雄酮和脱氢表雄酮主要由肾上腺合成,尚合成相当量的雄烯二酮和少量睾酮。肾上腺中雄激素的合成主要受ACTH调节,胰岛素和IGFs上调肾上腺中17-羟化酶和17,20-裂解酶以及3β-羟类固醇脱氢酶的活性。

3.腺外转化

在卵巢和肾上腺以外的组织中,来自卵巢和肾上腺分泌的性激素,经酶的作用能转化为另类性激素,主要是雄激素之间的转化和雌酮向雄激素转化。腺外转化的部位有肝、肺、肌肉、脂肪和毛囊皮脂腺单元。雄烯二酮和脱氢表雄酮转化为睾酮,雄烯二酮和睾酮转化为双氢睾酮,雌酮和脱氢表雄酮转化为雄烯二酮。

(二)雄激素的分泌和代谢

女性卵巢分泌的睾酮与月经周期的关系最为密切,睾酮和雄烯二酮的分泌在月经周期中稍有波动,以排卵期分泌量最高。女性体内睾酮的1/3由卵巢分泌,约2/3来自雄烯二酮的腺外转化。雄烯二酮由卵巢和肾上腺的分泌量各占1/2,可见女性体内睾酮的2/3来自卵巢,因此睾酮可作为卵巢雄激素的标志物。雄烯二酮的分泌来自卵巢和肾上腺,故有昼夜的变化,与皮质醇的分泌变化相一致,睾酮的分泌无昼夜间的变化。硫酸脱氢表雄酮90%由肾上腺分泌,故可作为肾上腺雄激素的标志物。此外,肾上腺分泌的11β-雄烯二酮的水平能反映肾上腺合成雄烯二酮和11β-羟化酶的活性,也可认为是肾上腺雄激素的标志物。虽然,外周血中不同标志物的水平能反映相应腺体的功能状态,但处于疾病状态时,标志物的水平可来自另一腺体,故标志物并无绝对的特异性。肾上腺分泌的雄激素主要受ACTH调节,可见与皮质醇分泌相一致的昼夜波动。双氢睾酮为最具生物活性的雄激素,睾酮发挥生物效应,主要有赖于在靶细胞内经与5α-还原酶转化为双氢睾酮,而其代谢物为3α-雄烷二醇葡糖苷酸(3α-androstan-ediol glucuronide,3α-diol G),因此,血浆或尿中3α-雄烷二醇葡糖苷酸的水平可反映双氢睾酮的水平,可作为毛囊滤泡对雄激素敏感性的标志物。

雄激素的分解代谢在肝脏中进行,最终代谢成水溶性代谢物,经尿排出,睾酮和雄烯二酮的分解代谢,分解成雄烷二醇葡糖苷酸、雄烷二醇硫酸盐和雄酮葡糖苷酸,脱氢表雄酮以脱氢表雄酮磷酸盐和脱氢表雄酮糖苷酸经尿排出。

(三)雄激素的生物活性

雄激素对毛发的影响主要与睾酮的生物活性和双氢睾酮的水平有关。因睾酮在循环中大部分与血浆中蛋白质结合,85%与性激素结合球蛋白结合,10%~15%与白蛋白结合,仅1%~2%呈游离状态。结合的睾酮无生物活性,仅游离的睾酮(free testosterone,FT)具有生物活性。性激素结合球蛋白在肝脏合成、雄激素、肾上腺皮质素、生长素,胰岛素可抑制其合成,雌激素和甲状腺素促进其合成,性激素结合球蛋白水平下降时,游离睾酮增加,游离睾酮经5α-还原酶的作用转化为双氢睾酮方发挥最大生物效应,可见毛囊中5α-还原酶的活性具有重要作用。毛囊根鞘内有17β-羟类固醇脱氢酶1型、2型和3β-羟类固醇脱氢酶,这些酶可将脱氢表雄酮这一作用较弱的雄激素转变为睾酮。可见上述酶的活性与多毛相关。

三、伴多毛症的常见疾病

(一)多囊卵巢综合征

多囊卵巢综合征为多毛者中最常见的疾病,其病因未明,病理生理变化较复杂,临床表现呈多态性,其典型的临床特征为:①无排卵性月经失调、月经稀发、功能失调性出血病,闭经,可导致不孕。②高雄激素血症,约 2/3 患者出现多毛症。③LH 水平升高,LH/FSH>2.5,但部分患者无 LH 升高。④患者中的 1/2 以上呈现肥胖。⑤多囊卵巢,双侧卵巢增大,白膜和皮质增厚,白膜下皮质中排列着 8 mm 左右滤泡,约 10 余个。患病时雄激素主要为睾酮、雄烯二酮和部分脱氢表雄酮升高,从而导致多毛症。

(二)卵巢间质卵泡膜细胞增生症

卵巢间质卵泡膜细胞增生症(stromal hyperthecosis)少见,为卵巢中分泌的雄激素过多所致。主要表现为闭经和多毛。患病时睾酮明显升高,往往达 200 ng/dL 或更高,故除多毛外,尚可出现男性化。本症易与多囊卵巢综合征相混淆,鉴别点为除睾酮明显升高外,雌激素水平也升高;LH 在卵泡期水平,无明显升高;胰岛素水平也高于多囊卵巢综合征。本症时虽有双侧卵巢增大,但无多囊卵巢的表现,主要表现为卵巢间质中有多个散在的黄素化卵泡膜细胞巢。卵巢的组织学特征为卵巢间质卵泡膜细胞增生症的诊断依据。

(三)分泌雄激素的卵巢肿瘤

具有分泌雄激素功能的卵巢肿瘤以支持-间质细胞瘤最常见,其次为脂质细胞瘤和门细胞瘤。可见特征为多毛伴有睾酮明显升高,往往超过 200 ng/dL,雄烯二酮的水平也升高。肿瘤有一定大小时,往往妇科检查可扪及一侧附件处有肿块,但绝经后患者的肿瘤体积较小,妇科检查不一定能发现肿块,经阴道超声探测和彩色超声有助诊断,尤其 MRI 可发现较小的实质性肿瘤。因雄烯二酮也升高,检测尿中 17-酮类固醇有助诊断。卵巢颗粒细胞瘤也具分泌雄激素功能,但同时分泌抑制素,若抑制素升高具鉴别诊断意义。因支持-间质细胞瘤具合成 α-FP 功能,故测定 α-FP 也具诊断价值。

(四)迟发性 21-羟化酶缺陷

由于遗传性基因突变导致 21-羟化酶缺陷,该酶缺陷时肾上腺皮质激素合成障碍,从而负反馈使 ACTH 增加,从而促进肾上腺皮质功能旺盛,雄激素(主要为睾酮)和 17-羟孕酮分泌过多。典型者出现女孩男性化,重症者出现电解质紊乱。迟发型者因有轻度酶缺陷,于青春期 17,20-裂解酶活性增加时发病,故称为迟发型,又称非典型 21-羟化酶缺陷。主要表现为无排卵性月经失调和多毛,卵巢可呈多囊性变化,故常与多囊卵巢综合征相混淆。但本症 LH 水平不高,睾酮明显升高,17-羟孕酮升高,若清晨血 17-羟孕酮升高,>10 ng/ml 时具诊断价值。因迟发型者 21-羟化酶缺陷程度较轻,故 17 羟孕酮水平可与生理值重叠,此时应作 ACTH 试验作鉴别诊断。

(五)分泌雄激素的肾上腺肿瘤

肾上腺分泌雄激素的肿瘤为腺瘤或腺癌,肿瘤可产生某些或全部肾上腺皮质类固醇。雄激素升高时可见硫酸脱氢表雄酮、脱氢表雄酮、雄烯二酮、睾酮升高。硫酸脱氢表雄酮常超过

8 $\mu g/ml$，这一水平可因肿瘤和酶缺陷引起，应作鉴别诊断。偶见仅分泌睾酮的肿瘤，此时无硫酸脱氢表雄酮分泌增加。

（六）皮质醇增多症

因肾上腺皮质醇分泌过多所致，又称库欣（Cushing）综合征。主要表现为向心性肥胖、满月脸、痤疮、水牛背、皮肤薄、皮下紫纹和多毛、血压升高、乏力、月经紊乱。多毛以全身毫毛增加为主。因血浆皮质醇增高，且昼夜分泌节律失常，故尿中皮质醇、17-羟类固醇和17-酮类固醇均增加。

（七）特发性多毛症

多毛为本症的唯一表现，常呈家族性，白人中多见于地中海裔的后代。特发性多毛症者月经正常，血液中睾酮、游离睾酮和性激素结合蛋白均正常，硫酸脱氢表雄酮也正常。因此，曾称为体质性多毛症和家族性多毛症。近年发现特发性多毛症者生殖器皮肤中睾酮转化为双氢睾酮的比例增加，提示毛囊局部 5α-还原酶的活性增加，还发现多毛症者血液中 3α 雄烷二醇葡糖苷酸明显增加，也反映双氢睾酮水平增加，为特发性多毛症的发病机制。

四、治疗

多毛的治疗有两方面的考虑，其一为针对引起多毛的相关疾病进行治疗；另一为针对引起多毛的高雄激素进行治疗，必要时对多毛进行局部处理。往往需同时进行，仅侧重有所不同。本文仅讨论对高雄激素的治疗。

（一）口服避孕药

复方口服避孕片能持续有效地抑制下丘脑-垂体-卵巢轴，使卵巢功能处于相对静止状态，从而卵巢分泌的雌、雄激素均明显低下，故主要用于卵巢来源的高雄激素血症。其中的炔雌醇尚可促进性激素结合球蛋白的合成，从而减少游离睾酮水平。复方避孕片尚可使肾上腺分泌的雄激素减少 20%～30%，故也适用于轻度肾上腺皮质功能亢进（DHEAS<5 $\mu g/dL$）时，尚有轻度抑制 5α-还原酶和雄激素受体的作用。

复方避孕片的组合中炔雌醇以 35 μg 每片最理想，因足以使性激素结合球蛋白合成增加，而不良反应很轻；孕激素应避免具雄激素作用的合成孕激素类。国内以避孕片Ⅱ号、妈富隆和敏定偶较理想，服用方法与避孕药相同，作周期法。

（二）环丙孕酮

环丙孕酮为 17-羟孕酮的衍化物，其作用为抗雄激素，通过竞争性占据雄激素受体，阻止睾酮和双氢睾酮发挥作用，且诱导肝脏中酶加强雄激素的代谢清除率。还有研究认为该药能降低 5α-还原酶活性，降低睾酮的生物活性。

国内常用的制剂为小剂量环丙孕酮与炔雌醇组合成的复合片（商品名达英-35），即环丙孕酮 2 mg 和炔雌醇 35 μg 组合成一复合片，每天 1 片，21 天为 1 个周期。因其具有抑制下丘脑-垂体-卵巢轴的作用，具有口服避孕片的降雄激素作用，一般需用 6 个周期或更久。环丙孕酮常导致月经周期中不规则出血，故与炔雌醇组合可防止不规则出血，用药期常抑制排卵功能。

（三）螺内酯

螺内酯对抗醛固酮作为利尿剂,现亦用作抗雄激素制剂,因螺内酯可竞争性占据雄激素受体,且通过抑制细胞色素 Pso 酶减少睾酮和雄烯二酮的合成,此外尚增加睾酮的血清清除率。应用剂量为 $50\sim200$ mg/d,临床病例大多应用 $80\sim120$ mg/d,一般连续应用 $3\sim6$ 个月或更久。开始用药时会出现排尿增加,数日后正常。应慎防高钾血症,健康者极少发生血钾升高,对血压无影响,老年者应慎防低血压。用药期可导致不规则出血,若可能与复方避孕片联合应用,可防止不规则出血,并有协同抗雄激素作用。

（四）促性腺激素释放激素激动剂

促性腺激素释放激素激动剂(gonadotropin-releasing hormone agonists,GnRH-a)通过长期占据垂体 FSH 和 LH 的受体,对下丘脑、垂体间的功能起降调节作用,使 FSH 和 LH 的分泌功能降低到青春期前水平,从而使卵巢分泌雌激素、睾酮和雄烯二酮的水平降到卵巢无功能活动的状态。主要用于卵巢功能异常引起的高雄激素血症。因雌激素明显降低,会导致潮热、出汗、夜寐不安、情绪改变和阴道干燥等不适,往往在用药 2 个周期后出现,长期应用会导致骨质丢失。一般应用 6 个周期为一疗程。若同时用"加回"法(add back)可防止出现上述不良作用,即补充一定量的雌激素以免发生因雌激素过低引起的上述不适。为了模拟正常月经周期,常用序贯法周期治疗。国内常用的制剂为戈舍瑞林(gosereline)、亮丙瑞林(leuprorelin)和达菲林(treptonelin)。每 4 周注射 1 次,6 次为一疗程。

（五）肾上腺皮质激素类制剂

治疗肾上腺分泌过多雄激素导致的多毛症最理想的药物为肾上腺皮质激素类制剂,最常用的是泼尼松 $5\sim10$ mg/d 和地塞米松 $0.375\sim0.5$ mg/d,睡前服用。用小剂量足以抑制肾上腺合成雄激素,而不影响肾上腺皮质激素的合成和分泌,且无其他不良反应,但应用地塞米松时应注意有无库欣综合征的临床表现。最常用于 21-羟化酶缺陷症,对卵巢源性高雄激素血症未见其疗效。观察硫酸脱氢表雄酮水平的变化可作为肾上腺雄激素的指标。

（六）氟他胺

氟他胺(Flutamide)为非类固醇制剂,作为阻断雄激素与细胞核的结合。以往应用剂量为 $250\sim750$ mg/d,后发现剂量 500 mg/d 时易导致肝脏损害,转氨酶升高。近年应用 $250\sim375$ mg/d。应用本制剂时血清雄激素无变化,但 F-G 评分下降。

（七）非那雄胺

非那雄胺(Finasteride)为合成的 4-氮类固醇,5α-还原酶抑制剂,主要作用在 2 型 5α-还原酶,对 1 型 5α-还原酶作用弱。常用剂量为 5 mg/d,可降低双氢睾酮和 3α-雄烷二醇葡糖苷酸的水平。

（八）酮康唑

酮康唑为合成的咪唑类抗真菌制剂,抑制睾酮生物合成中的多个步骤,主要为抑制 17-羟化酶和 17,20-裂解酶以及 11β-羟化酶的活性。常用剂量为 400 mg/d,可见一定效果。不良反应较常见,如呕吐、皮肤干燥、瘙痒和转氨酶升高。

针对多毛治疗的药物,主要是抑制恒毛的形成,使毫毛不再形成新的恒毛,对已形成的恒毛使其不再增粗或可能使其变细些,但已形成的毛干不会脱落,毛囊也完整无损。即使药物有效,但已形成的多毛外观也不会在短期改变。因此,减少多毛生长的药物至少应用 3 个月,尤其对病因不明的多毛症,停药后往往再发,甚至成为终身问题。多毛症对某些女性会导致沉重的精神负担,为此治疗前的解释工作至关重要,使其认识到病因不明多毛症的危害性并不严重以及治疗的长期性,对体毛增加,四肢多毛不必在意。急于见效者可服用药物和针对多毛的物理疗法同时进行,需注意的是针对多毛的局部治疗应慎防损害皮肤。

第五章 产前咨询与营养

第一节 孕前咨询

预防出生缺陷、提高出生人口素质将是计划生育和生殖健康服务的重要内容。孕前-围孕保健就是为计划妊娠做好准备,使每一对夫妇以良好的健康状态孕育下一代。在孕前和围孕期主动消除和避免接触各种危险因素,为胎儿的生长发育和迎接新生命提供一个良好的内外部环境。由于目前接受婚前医学检查人数较少,使出生缺陷预防工作失去了一个宣传咨询和检测感染性疾病、遗传性疾病的重要环节,因此孕前保健工作的实施对于弥补婚前检查的功能起到重要作用。

一、孕前卫生指导

(一)身体生理条件的准备计划

受孕应该在双方都处于精力旺盛、体格强壮、身心放松的条件下进行。疾病活动时期如患有活动性肝炎、活动性肺结核、急性肾炎、心肌炎,病情控制不稳定的甲状腺功能亢进(甲亢)、糖尿病、高血压等疾病,应暂时避孕,待疾病治愈或稳定后,在专科医师指导下怀孕。心功能二级以上,慢性肾功能不全等不宜妊娠。对于患有性病未经过诊治或尚未治愈者,应该等待疾病治愈再受孕。月经不调者应监测有无正常排卵。对于有家族遗传病史者,应进一步进行遗传咨询。

(二)健康的生活方式

1.重视合理营养、维持膳食平衡

对于体重指数低于正常标准的瘦弱女性,增加体重指数与胎儿出生体重的增加有明显的相关性。孕前就应养成良好的饮食习惯,合理搭配,注意蛋白质、维生素和微量元素的摄入,不偏食,食用加碘盐。孕前补充叶酸对预防神经管畸形有重要意义。培养良好的饮食习惯,注意饮食卫生,食物应洗净烹饪后食用,避免食用变质食物。

2.戒烟戒酒

主动吸烟和被动吸烟都会影响胎儿的生长发育。烟草中含有尼古丁、氢氰酸、一氧化碳等有害物质,不仅危害身体健康,而且对生殖细胞和胚胎发育也有不良影响。被动吸烟也会危及生殖细胞的质量。有研究乙醇对生殖细胞也有不良影响,酒后受孕及男性大量饮酒,会增加胎儿乙醇综合征的发生率。

3.猫狗可能传染弓形虫病

孕妇感染弓形虫病往往没有明显症状,可能会引起流产或严重的胎儿畸形,但是缺乏主动免疫方法及有效的治疗措施,因此应以预防为主。

4.避免环境及职业暴露

对胎儿有害的污染物质包括:有机汞、铅、砷、镉等重金属;多环芳香烃、亚硝基、烷基、苯类、酚类、四氯乙烯等化合物;黄曲霉素;一氧化碳、高浓度二氧化碳等有害气体;有机磷等农药。高温作业环境及接触放射性核素环境亦可能对胎儿产生有害影响。计划怀孕的妇女应脱离有害的职业环境。计划做父亲的男子也应该避免接触环境致畸物质,戒烟酒。

5.养成合理的作息制度、保持心情愉快

良好的生活习惯和心理状态对于生活节律的形成和维持有着非常密切的关系,正常而有规律的生活,对人体性激素的正常分泌有促进作用。较为理想的受孕时间应当选择男女双方,尤其是女方的身体、精神心理、社会环境等方面均最佳的时期。

(三)计划免疫

孕前检查,没有感染过风疹病毒和乙肝病毒表面抗体阴性者,应在怀孕前3个月至半年接种风疹疫苗和乙肝疫苗。

(四)调整避孕方法

计划怀孕决定后,要调整避孕方法。如果用口服避孕药避孕的应停药;如用宫内节育器避孕的,应取出节育器。一般都要在停药和取器后半年再受孕,在此半年内需采用其他避孕方法,如屏障避孕法,避免使用紧急避孕药。剖宫产术后避孕两年,葡萄胎、侵蚀性葡萄胎患者应严格随访避孕。

(五)选择受孕年龄

要避免18岁以前及35岁以后的过早和过晚生育。过早生育,母体发育不成熟,妊娠并发症发病概率增加。妇女在35岁以后所生子女中先天愚型患儿明显增高。

(六)孕前实验室检查

(1)血常规及血型(ABO及Rh系统),尿常规,全套生化(包括肝肾功能、血糖、脂代谢指标、电解质等),甲乙丙型肝抗原和抗体,人类免疫缺陷病毒(HIV),梅毒血清筛查(RPR),TORCH。

(2)性生殖道感染病原体:如滴虫、真菌、支原体、衣原体、细菌,可疑时查淋病双球菌。

(3)宫颈刮片组织细胞学检查。

(4)男性生殖道感染检查根据症状与体征而定。

(5)影像学检查,必要时做B超了解子宫及卵巢情况。

二、遗传咨询

在孕前卫生保健的基础上,孕前咨询的服务对象主要是针对曾经生育过出生缺陷或是有过异常妊娠史的家庭,目的是评估本次妊娠发生出生缺陷可能的风险。

（一）造成出生缺陷的因素

1.遗传性因素

（1）染色体病：先天染色体数目异常或结构畸变而发生的疾病。可来自父母遗传或胚胎发育过程中发生突变。

1）染色体数目异常：①常染色体数目异常。包括三体综合征、单体综合征及多倍体、嵌合体。例如 21-三体综合征，核型包括游离型即 47+21 约占 95％；嵌合型即 46/47＋21 占 1％～2％；易位型占 3％～4％。游离型患者几乎都是新发生的，与父母核型无关，是减数分裂时不分离的结果。不分离常发生在母方生殖细胞，约占 95％，发生在父方生殖细胞约占 5％。游离型21-三体仅有极少部分来源于遗传，例如母亲是表型正常的嵌合体，只是异常细胞的比例少或仅见于某些组织和卵巢。游离型再发风险与年龄特异风险相近，如果家庭中有多于一个以上的21-三体出现，应警惕母亲为嵌合体。嵌合型 21-三体患者，是发生在合子后有丝分裂不分离的结果，复发的可能性很小。易位型 21-三体患者，在 Dq21q 易位中，55％是新发生的，复发的可能性很小。45％来源于双亲之一有平衡易位，理论上讲双亲之一为携带者，再发风险为33.3％，但是实际风险要低于这个值，而且如果携带者是母亲则再发风险为 10％～15％，如果携带者是父亲，则再发风险为 5％。21％几乎全部是新发生的，由遗传而来的仅占 4％，但是这种平衡易位携带者的后代几乎全是患者，不宜生育。②性染色体数目异常。如克氏综合征（先天性睾丸发育不全、原发小睾丸），约有 15％患者为两个或更多细胞系的嵌合体。常见的有 46，XY/47，XXY；46，XY/48，XXXY。克氏综合征多余的 X 染色体来源于亲代减数分裂时 X 染色体不分离。

2）染色体结构异常：包括染色体缺失、移位、倒位等。①常染色体结构异常。如猫叫综合征，患者染色体缺失片段大小不一，症状主要是由 5P15 的缺失引起的。染色体畸变大多是新发生的，由染色体片段单纯缺失约占 80％，不平衡易位引起的约占 10％，环状染色体或嵌合体则比较少见。②性染色体结构异常。如 X 染色体短臂缺失，远端缺失的患者，有诸如 Turner 综合征身材矮小的表现，但性腺功能正常，整个短臂缺失，则同时具有 Turner 综合征体征及性腺发育不全，X 染色体长臂等臂染色体因为也缺失了整个短臂，亦有此临床表现。③脆性 X 染色体综合征。在所有男性智力低下患者中有 9％～20％为本病引起，在 Xq27 处具有脆性部位的X 染色体成为脆性染色体，X 脆性部位有致病基因 FMR-1，基因编码区含有（CGG）n 三核苷酸重复序列，在正常人约为 30 拷贝，而在男性传递者和女性携带者增多到 150～500 bp，相邻的CPG 岛未被甲基化，称为前突变（没有或仅有轻微临床症状）。女性 CGG 区不稳定，在向受累后代传递过程中扩增，以致男性患者和脆性部位高表达的女性达到 1 000～3 000 bp，相邻的CPG 岛被甲基化，从而出现临床症状。由前突变转化为完全突变，通常只发生在母亲向后代传递过程中。

（2）单基因病：符合孟德尔遗传规律。

1）常染色体显性遗传：致病基因在常染色体上，遗传与性别无关。患者双亲之一常常是患者，一般为杂合子发病。具有连续性，家族史中每代均可出现患者，再发风险为 50％，如短指（趾）症，成人型多囊肾。

2）常染色体隐性遗传病：致病基因在常染色体上，遗传与性别无关。患者双亲往往表型正常,但是双亲均有致病基因携带,多为散发或隔代遗传,系谱中一般看不到连续传递。再发风险为 25%,如苯丙酮尿症。

3)性染色体连锁遗传疾病:①X 连锁隐性遗传病,群体中男性患者多于女性患者。②X 连锁显性遗传病,女性患者多于男性患者,但女性患者病情常较轻。患者双亲中必有一方为本病患者;女性患者的子女中,50% 发病概率;男性患者后代中,女儿都患病,儿子都正常。③Y 连锁遗传病,可见明显男性到男性的遗传,所有女性均无症状。大多与睾丸形成性别分化有密切关系。④单基因病的遗传风险,首先要确定遗传方式,许多显性遗传病由于外显不全或发病较晚而不易致病基因携带者,隐性遗传病也常因表型正常而难以辨识,这些都是造成家系分析困难的原因。

(3)多基因病:由遗传和环境多种因素共同决定。遗传基础不是一对等位基因,而是多对基因,各基因之间呈共显性并受环境因素影响,在疾病的发生过程中,环境因素通常具有重要意义。包括一些常见病和常见的先天畸形以及许多成年人常见的慢性病,如唇腭裂、神经管缺陷、高血压、糖尿病、胃溃疡、精神分裂症等。有一系列因素能影响多基因病风险率的大小,在估算多基因病的再发风险时应予以考虑。

1)遗传率:多基因疾病的特点是环境和遗传因素共同起作用,但针对不同的疾病,两种因素所起作用的大小是不同的。遗传因素在某一疾病发病中作用的大小称为该疾病的遗传率,以百分比表示。遗传率是决定多基因疾病风险大小的重要因素,在相同情况下,遗传率越高,风险率越大。例如,唇腭裂的遗传率高达 87%,风湿病的遗传率 55%,即唇腭裂的遗传风险大于风湿病。

2)与先症者的血缘关系:血缘关系越近,风险率越高。

3)群体发病率:群体中该病的发病率是影响复发风险的因素之一,对于一些多基因疾病,当没有经验风险可供参考时,可以用下面这种粗略的方法估算复发风险,该病在群体中发病率的平方根近似于一级亲属的复发风险率:$f=p^{1/2}$,f 为一级亲属的复发风险率,p 为该病在群体中的发病率。该公式适用于遗传率在 70%~80% 之间的多基因病。

4)疾病的严重程度。先症者病情越严重。复发风险率越高。病情重意味着先症者及其双亲携带的致病基因越多,因此复发风险越高。例如双侧唇裂并发腭裂的复发风险为 5.7%,一侧唇裂并发腭裂的复发风险为 4.2%,一侧单纯唇裂的复发风险为 2.56%。

5)家系中患病成员数:家庭中出现的患者越多,复发风险越高,这意味着携带更多致病基因或具有更多累积效应。

多基因疾病的一般风险估算:咨询医师可以依靠文献中的经验风险估算,但不是所有的疾病都有可以参考的资料,对于这样的多基因疾病提出理论模型(一般群体发病率和遗传率)来计算其复发风险。

2.胚胎、胎儿期有害因素

(1)生物致畸:主要为 TORCH 感染。

(2)非生物因素:指一些理化因素,包括药物、电离辐射、射线、重金属、吸烟、乙醇等。

（二）造成自然流产的因素

1.母体因素

（1）内分泌功能异常：如黄体功能不足、甲状腺功能亢进、甲状腺功能减退、糖尿病等都可影响蜕膜、胎盘甚至胎儿发育而导致流产。

（2）生殖器官疾病：如子宫畸形（双角子宫、纵隔子宫、子宫发育不良等）、子宫颈内口松弛、宫颈深撕裂、盆腔肿瘤（子宫肌瘤、卵巢肿瘤等）。

（3）全身性疾病：孕妇患严重心脏病、严重贫血、高血压、肾炎等以及孕期患急性传染病均可危害胎儿导致流产。

2.遗传因素

染色体异常是自然流产最常见的原因，包括胚胎染色体异常和流产夫妇的染色体异常。现有观点认为早期自然流产中约50%存在胚胎染色体异常，包括染色体数目及结构异常，习惯性自然流产与夫妇的染色体异常有关。常染色体平衡易位（包括罗伯逊易位），倒位，性染色体数目异常，小的衍生染色体。自然流产的风险率与受影响的具体染色体和涉及的部位多少有关。

3.免疫因素

在自然流产中有40%～80%临床上找不到明确病因，称为不明原因自然流产。近年研究主要与免疫因素有关。

（1）自身免疫因素：患者体内可能存在的自身免疫性抗体包括抗磷脂抗体（APA）、抗核抗体、抗精子抗体（AsAb）、抗卵巢抗体、抗子宫内膜抗体（EmAb）、抗人绒毛膜促性腺激素抗体、抗胚胎抗体等，导致流产的确切机制可能与影响受精卵着床、损伤血管内皮细胞、胎盘发生病理改变、引起内膜产生细胞毒作用等机制有关。

（2）封闭抗体（blocking antibody，BA）：最初发现于肿瘤免疫中，因血清中一种IgG成分能阻抑自身淋巴细胞对癌细胞的杀伤而得名。BA存在于正常孕产妇的血清中，主要作用是使胎儿免受母体免疫系统的攻击，妊娠得以维持。有研究发现复发性自然流产夫妇间缺乏适宜的同种免疫反应，产生封闭抗体少，从而胚胎组织难以逃避母体免疫系统的攻击。

（3）辅助性T细胞因子失衡：Th1型细胞因子具有胚胎毒作用，能妨碍早期胚胎的发育，而Th2型细胞因子对正常妊娠的维持起重要作用。正常妊娠Th1、Th2两型细胞因子互为抑制，处于动态平衡，维持正常的细胞免疫和体液免疫功能。但这种细胞因子的变化是导致流产的原因，还是流产导致的结果，其具体机制尚不清楚。

4.环境因素

妊娠时机体对环境有害因素的敏感性增高，有害因素导致胎儿在关键发育时期受到物理或化学、生物因素刺激或损伤，可对机体产生持久的或终身的影响导致胚胎发育不良易发生流产。孕妇接触有毒有害物质有苯、镉、汞、铅、放射性物质等，自然环境的影响（地质条件缺碘）室内环境生活接触（装修材料不合格、甲醛超标材料的放射物质，长期工作在娱乐场所噪声超过70分贝），高温、电磁场、水源的污染、病原微生物感染、农药、重金属等。与自然流产相关的原因目前研究还有很多，包括X染色体非随机失活、遗传性血栓形成倾向、高同型半胱氨酸血症等，但是能在临床开展的检查手段有限。

第二节　孕期检查

妊娠是自然生理现象,孕期检查及时发现异常病理情况,对于降低母婴死亡率,改善妊娠结局有重要意义,因此孕期检查是产科咨询的重要环节。随着人们健康意识的提高、孕期保健模式的转变以及保健技术的不断改进,孕期检查的内容亦逐渐丰富。

一、产前保健的次数

传统的产前保健次数要求在孕 28 周之前每 4 周检查 1 次,28 周之后每两周检查 1 次,36 周之后每周检查 1 次。

英国皇家妇产医师学会(RCOG)推荐对于没有并发症的初产妇,10 次产前检查足够了。早孕期间,孕妇应该了解孕期合适需要检查的次数、时间及产前检查内容,并给予机会与医师讨论安排孕期检查的日程。

由于我国目前尚无此方面的循证评价依据,可以参照 RCOG 的推荐意见。我国农村条件相对局限,其产检次数应在 5 次以上,不应低于 3 次。其关键并不在于检查次数的多少,而是告知妊娠保健程序的有效性及其应达到的效果,而产前检查的次数可以根据情况具体调节。

二、孕周的确定

传统的孕期保健根据末次月经推算孕周,但是受很多因素影响。如孕妇回忆的正确性以及月经周期的规律性、周期长短等,有报道依据末次月经判断孕周有 11%～42% 的不准确率,在 10～13 周超声检查是通过顶臀长来判断孕周,孕中期孕妇,可以通过双顶径、胸围、腹围来推断孕周。超声双顶径比末次月经确定预产期更准确。

在孕 24 周之前确定孕周减少了诊断为早产及过期妊娠的比率,减少了妊娠不恰当人为干预。而且可以早期发现多胎妊娠,目前研究没有认为孕期超声的暴露,会对胎儿神经生理功能造成负面影响,而且孕周的确定,有利于在最佳时机进行唐氏综合征筛查以及发现胎儿结构异常。有随机对照研究在早孕期做过超声检查的孕妇对妊娠更有信心。

三、孕妇的临床检查

(一)心理筛查

值得注意的是,孕期的心理状态压抑,会对子代的性格、认知能力有影响。

有系统评价产后抑郁症的发生与孕期抑郁的关系,结论认为产后抑郁症的发生与产前经历的抑郁有显著关联,有研究表明产后抑郁症的发生与产科并发症无关,而早产的焦虑和产后抑郁症的发病有关。

孕期经历抑郁、情绪低落母亲的新生儿与未经历过抑郁的母亲的新生儿比较,评估测试反应(包括定位、反射、应激性)等均较差。

产前抑郁与产后抑郁症发生的关系在队列研究及病例对照研究均有报道,并且有大量的研究评估产前抑郁,以期预防产后抑郁症的发生。虽然产前评估对于整体孕妇人群而言缺乏预测产后抑郁症的敏感性,但是对于在产褥期曾经有过心理障碍的孕妇,预测有 30%～50% 的再发可能性,并且有自杀的危险性。因此,对于曾经或现在有精神疾病的孕妇在产前进行问卷调查是有必要的。

(二)胎儿生长及健康

1.确定胎位

利用四部手法检查判断胎先露以及胎先露入盆、衔接情况,研究发现有 53% 的异常胎先露可以明确被发现。Leopold 四步手法判断胎先露的方法,其敏感性为 28%,特异性为 94%。如果对胎儿先露不确切,应做超声检查。Leopold 四步手法在我国目前的产前保健门诊,仍然是了解胎方位的主要手法,推荐在 30 周后进行。

2.自数胎动

自数胎动长期以来被认为是了解胎儿宫内状况的可靠指标,胎动的急剧减少提示可能胎儿宫内窘迫而需要进一步的监护。许多门诊推荐常规计数胎动,尤其是有高危因素者。常用的方法是计数 1 小时胎动大于 10 次正常,如果小于 10 次,再数 1 小时,如果 2 小时胎动少于 10 次,应警惕。胎动计数是一种价格低廉而且孕妇自身参与的方法,对于常规产前保健有一定价值。

我国目前认为孕妇自数胎动是最经济和简便的评价胎儿宫内情况的方法,是早期发现胎儿宫内窘迫的方法。

3.听胎心

听诊胎心是传统标准产前检查的一个重要部分。我国对高危妊娠者从 28 周起,正常妊娠者自 36 周始开始胎心监护的研究发现,妊娠期胎心监护具有简单经济、快捷方便、母儿无害的优势,能比较迅速准确地提供胎儿宫内健康状况的信息,及早发现胎儿缺氧情况并及时处理,改善围产儿预后。建议将其推广使用于妊娠期胎儿管理,以降低围产儿死亡率,并将高危妊娠者的胎儿管理作为其特别适应证。有研究发现临产胎心监护可以及早发现胎心异常,并早期予以高压氧预防治疗,新生儿缺血缺氧性脑病发生率明显降低。

四、血液学状态筛查

(一)贫血

孕期贫血主要是缺铁性贫血,孕期母体的需要量增加,血红蛋白浓度是判断贫血的标准。贫血的原因除了缺铁性贫血,还有地中海贫血、巨幼红细胞贫血、镰状细胞性贫血,当诊断不确定时,可以做确诊实验诊断缺铁性贫血,如血清铁蛋白浓度等。

血红蛋白浓度在 85～105 g/L 时,低体重儿和早产发生的危险性轻度增加,当孕妇血红蛋白浓度显著降低或明显升高时,胎儿结局不良的危险性明显增加。

对于血红蛋白大于 100 g/L 的 28 周前的孕妇,常规铁剂补充,可以提高或保持血清铁蛋白浓度在 10 μg/dL,晚孕期血红蛋白浓度小于 100～105 g/L 的孕妇人数减少。因此,对于血红蛋白小于 110 g/L,晚孕期小于 105 g/L 可以予以铁剂治疗。

（二）地中海贫血筛查

地中海贫血是常染色体共显性遗传疾病，是导致新生儿贫血的主要原因，也是导致儿童死亡的重要原因。早期筛查地中海贫血的目的是尽早进行基因诊断，为孕妇提供是否继续妊娠的选择。

筛查实验应在高危人群中开展，在我国以广西、广东为高发地区，广西地中海贫血的携带率为17.9％，由于筛查实验异常面临胎儿可能终止妊娠的影响，因此应尽快做基因诊断。

（三）血型及抗红细胞抗体筛查

确定ABO血型、Rh血型以及红细胞抗体非常重要，可以预防新生儿溶血的发生，并且预测新生儿出生时换血的可能性。产前了解母亲的Rh血型，并在产前对Rh阴性的母亲采取特殊的保健及产后及时抗D免疫球蛋白治疗以预防在以后的妊娠发生RHD同种抗体反应。

其他红细胞抗体的检测可以预防新生儿溶血的发生，新生儿溶血会导致新生儿出现黄疸、严重贫血、心脏功能衰竭甚至死亡。在RHD阴性或RHD阳性均可能发生新生儿溶血。

孕妇应在早孕期（通常在孕8～12周）进行ABO血型及Rh血型筛查以及红细胞抗体的筛查，并且在妊娠28周对第1次没有发现红细胞抗体的孕妇再进行1次筛查。

在我国目前早孕期进行ABO血型及Rh血型筛查，在孕16周进行红细胞抗体筛查，到孕28周再次做红细胞抗体筛查。对于RHD阴性的孕妇，如果其配偶也是RHD阴性，则不需要用抗D球蛋白。如果配偶是RHD阳性，则需要用抗D球蛋白。

第三节 营养指导

在胎盘产生的激素参与下，孕妇体内各器官系统发生一系列适应性生理变化，对蛋白质和多种矿物质等需求量增高。孕妇在妊娠期间，不仅要维持自身的营养需要，还要保证胎儿的生长发育和乳房、子宫及胎盘等的发育需要，同时为分娩和产后哺乳做好营养储备，因此孕期有特殊的营养需要。妊娠期合理的营养对于孕妇健康和胎儿的生长发育是至关重要的，全面均衡摄入营养是保证胎儿正常生长的关键。有研究发现在孕期进食不规则与妊娠近期远期并发症有相关性，饮食对于预防和治疗妊娠糖尿病、妊娠期高血压疾病有相关性，而且对于改善妊娠的预后是有必要的。应特别重视孕妇的营养补充，以保证胎儿的生长发育和母亲的健康。

一、能量

妊娠能量储备的消耗加大，而且器官组织（包括血液、子宫、胎盘及胎儿等）的质量增加，因此需要较非妊娠更多的能量摄入来满足身体变化的需要，达到适宜的体重增长，即使是孕前体重超重的妇女，亦需适当增加能量的摄入，以保证胎儿正常的体重增长。能量的增加主要依靠食物的摄入量的增加。

（一）碳水化合物

妊娠期空腹血糖降低，而且胰岛素分泌对于进食的反应波动更大。尤其在中孕期以后，表现为饥饿感更快,较非妊娠而言,空腹血糖浓度更低,而脂代谢产物 β-羟丁酸浓度升高,妊娠期在空腹时糖原储备的消耗加快从而导致脂肪分解代谢。有研究发现空腹尿酮体的出现与早产的发生有相关性,在动物试验发现在糖源耗竭饥饿状态下血清前列腺素浓度增加,而后者会诱发子宫收缩,亦会增加早产的危险。

由蛋白质类食物供能占总需能量的 30%,碳水化合物占总需能量的 40%、脂类占 30%,少食多餐(分为三次正餐、三次加餐),而且使用生糖指数较低的碳水化合物对于预防妊娠血糖指数的大幅度波动是有意义的。

(二)蛋白质

从母体获得充足的氨基酸对于胎儿的正常生长发育是至关重要的,氨基酸是通过主动转运从母体通过胎盘转运的,胎儿体内可以利用必需氨基酸合成非必需氨基酸。例如,丝氨酸是在胎儿肝脏利用谷氨酸盐、丙氨酸、甘氨酸等合成的。母体优质蛋白、热量摄入不足会影响胎盘的生长,胎盘转运功能下降,胎儿体内其他非必需氨基酸的合成及蛋白质合成所需的必需氨基酸供应不足,会影响胎儿体内的生化合成反应及胎儿正常的生长发育。

肉类、禽蛋类、牛奶含蛋白质丰富,是优质的蛋白质来源。鱼类及海产品不仅含蛋白质丰富而且含有必须不饱和脂肪酸,推荐在孕期多食用鱼类及海产品。母亲在妊娠及母乳喂养期间食用鱼肉,可以减少婴儿过敏性疾病的发生率,可每周两次食用含汞量较低的海产品,如小虾、鳟鱼、金枪鱼罐头,总量不超过 340 g(或食用 1 次金枪鱼,总量不超过 170 g)。应检测当地湖泊、池塘等养鱼场所含汞量,避免食用含汞量高的鱼。

(三)脂类

目前对于妊娠孕期脂类摄入推荐量尚无研究,理论上脂肪摄入量不超过总热量 30%。饱和脂肪应低于总脂肪摄入的 30%。妊娠期摄入过多高能量或高脂食物与增加婴儿过敏性疾病发生有关。

(四)必需不饱和脂肪酸

孕期对于必需不饱和脂肪酸的需要量增加,必需不饱和脂肪酸的缺乏,可能会影响胎儿神经功能及视觉的发育。含不饱和脂肪酸丰富的食物包括葵花子、坚果类、大豆油、谷物油、鱼虾、鸡蛋黄、肉等。不饱和脂肪酸在海鱼、橄榄油等中含量高,可以降低白细胞内皮黏附分子的表达,改善内皮依赖的血管舒张功能以及与内皮功能相关的血液流变学状态。

二、矿物质

(一)铁剂补充

铁缺乏会影响胎儿生长发育,并且使新生儿早产风险增高。母亲缺铁性贫血与早产发生率呈正相关,孕期母体的铁营养状况与胎儿的生长发育及慢性疾病的发生有关。母体血红蛋白浓度低与发生巨大胎盘、胎盘重量/胎儿重量比例升高显著相关,而巨大胎盘、胎盘重量/胎儿重量比例升高的现象,与将来高血压或是心血管疾病的发生有相关性。含铁丰富的食物包括红色肉类、猪肉、家禽、鱼、蛋等,这些食物不仅含有丰富的血红素铁,易于吸收,可以提高非血红素铁的生物利用度,而且蛋白质含量高。另外含非血红素铁丰富的食物,如强化铁面包、蔬菜、坚果等亦鼓励食用。我国营养学会推荐早孕期铁摄入量每天不超过 25 mg,怀孕中晚期每天最大补充量为 30 mg。

（二）钙及维生素 D 的补充

孕期钙及维生素 D 需要量更高,补充钙剂可以降低早产发生率。但是维生素 D 属于脂溶性维生素,补充过量亦会导致中毒,我国营养协会推荐孕期维生素 D 最大补充剂量不超过 400 IU/d,钙每天摄入量不超过 2 g。

（三）锌的补充

锌对于维持血管内皮的完整性是必以不可少的。锌缺乏会导致内皮屏障功能受损。有研究发现对于血中锌水平低于平均值的孕妇,补充锌可以增加新生儿体重。母体锌的营养状况与过期妊娠、胎膜早破、孕期感染的发生相关。有研究发现孕期锌摄入量不足(小于 6 mg/d),与孕期母体体重增长不足、早产以及低体重儿发生相关。

三、维生素

（一）维生素 C 和维生素 E

维生素 C 和维生素 E 的补充,可以减少氧化应激、细胞黏附因子的表达及单核细胞黏附,改善内皮细胞和胎盘功能,降低子痫前期发病率。

（二）维生素 A

维生素 A 及其活性代谢产物作为人类一种必需的营养物质,参与体内的许多生理过程,包括视力、生殖、生长、细胞分化、免疫功能以及胚胎发育等。维生素 A 类物质不足与过量具有致畸性已经得到认可。过量维生素 A 刺激脉络膜分泌,脑脊液生成过多,同时还可刺激导水管上皮细胞增殖,使导水管狭窄,造成脑积水、脑室扩大而引起颅内高压,可以造成自由基增加,导致头痛、恶心、呕吐、烦躁或嗜睡、球结膜充血及视神经盘水肿等,可有低热表现。

（三）叶酸

血清叶酸水平低会增加早产、低体重儿以及胎儿宫内生长受限的发病概率。叶酸可以降低血浆高半胱氨酸浓度,高半胱氨酸可以增加黏附因子的表达、血小板的聚集以及抑制一氧化氮的生成。妊娠期服用叶酸 400 μg/d。

四、水及纤维素

妊娠激素水平升高会导致肠道蠕动减慢,对水分的吸收增加,孕妇胃肠道功能亦发生改变,痔、便秘、肠胀气、肛裂等发生率增加,含纤维素丰富、水分充足的食物可以缓解这些消化道症状。健康组织(The department of health,DH)推荐成人每天最少摄入非淀粉多聚糖 12 g,平均 18 g,不超过 24 g。非淀粉多聚糖来源于全谷、水果(新鲜或干制品)、蔬菜、燕麦、豆科植物、扁豆、坚果等食物。由于妊娠期血容量增大,孕妇水分摄入量亦增加,推荐每天从食物和饮料摄入 3 000 ml 水分。

第六章　病理性妊娠

第一节　妊娠期剧吐

一般情况下,孕妇在早孕期间可有头晕、倦怠、食欲缺乏、轻度恶心呕吐等早孕反应。早孕反应一般对生活工作影响不大,不需特殊治疗,至妊娠 12 周前后自然消失。少数孕妇早孕反应严重,恶心呕吐,不能进食,影响身体健康,甚至危及生命,称为妊娠剧吐。其发生率为 $0.35\%\sim0.47\%$。

一、临床表现

多见于年轻初孕妇。在停经 40 天左右时,出现进行性加重的早孕反应,呕吐频繁,呕吐物中可见胆汁或咖啡色渣样物,完全不能进食。

因剧烈呕吐造成脱水、低血容量、负氮平衡、电解质紊乱、代谢性酸中毒、肝肾功能损坏等病理现象,临床上出现消瘦、虚弱、皮肤黏膜干燥、低热、少尿、心律失常,严重者出现黄疸、视网膜出血、意识模糊、昏睡,甚至心搏骤停。

二、辅助检查

1.尿妊娠试验

阳性,B 超示宫内早孕,应注意有无葡萄胎。

2.尿常规检查

尿比重增加,酮体阳性,严重时出现尿蛋白和管型。

3.血电解质检查

水、电解质紊乱,钾、钠、氯、二氧化碳结合力均降低。

4.肾功能检查

可有肝肾功能受损。

5.其他

Wernicke-Korsakoff 综合征时,脑电图检查示弥漫性慢波或正常,脑脊液检查蛋白质轻度增高,血丙酮酸含量显著升高。

三、诊断思维

(一)临床诊断思维

根据病史、临床表现及妇科检查诊断并不困难,但需行B超检查排除葡萄胎。

(二)鉴别诊断思维

需与引起呕吐的消化系统疾病以及神经系统疾病进行鉴别。

1.急性胃肠炎

有不良饮食史,伴有腹痛、腹泻,粪便常规有白细胞,培养有致病菌生长,抗生素治疗有效。

2.肠梗阻

腹痛腹胀明显,可出现肠型,不排气,腹平片肠管内有液气平面。

3.胆囊疾患

右上腹疼痛明显,有压痛,B超可协助诊断。

4.急性肝炎

有肝炎接触史,呕吐多较轻,肝炎血清免疫学阳性。

5.脑膜炎

流行季节发病,神经系统检查有异常,脑脊液检查异常。

6.葡萄胎

葡萄胎存在时也可以表现为严重的呕吐,通过超声检查发现宫内无妊娠囊以及胚胎,可以见到雪花状回声或蜂窝状图像。

四、治疗

1.轻度呕吐

尿酮体阴性,解除思想顾虑,鼓励进食。饮食宜清淡、易消化,少吃多餐,避免能引起呕吐的因素。适当休息,并给予维生素 B_1、维生素 B_2、维生素 B_6、维生素 B_{12}、维生素 C 及镇静剂等。

2.中重度呕吐

尿酮体＋～＋＋＋应住院治疗,最初 2～3 天禁食。每日至少静脉滴注葡萄糖液及乳酸林格液总量 3 000 ml,包括必需氨基酸及脂肪乳,加入维生素 C 2.0 g、维生素 B_6 100 mg、15％氯化钾 20 ml。记录尿量,每日尿量应≥1 000 ml。纠正电解质紊乱及酸中毒,必要时保肝治疗。上述治疗不满意者,可加入肾上腺皮质激素,如氢化可的松 200～300 mg 加入 5％葡萄糖液 500 ml静脉滴注。经以上治疗一般 2～3 天可以缓解病情,如病情不缓解,出现下列情况,应考虑终止妊娠:体温持续 38℃ 以上,心率超过 120 次/分,持续黄疸,持续蛋白尿,出现多发性神经炎及神经性体征;有颅内或眼底出血经治疗不好转者;出现 Wernicke 脑病。

3.Wernicke-korsakoff 综合征的治疗

大剂量维生素 B_1 500 mg 静脉滴注或肌内注射,神经症状缓解后,维生素 B_1 每天 50～100 mg,至足够进食。应终止妊娠,绝对卧床休息,治疗出院后继续给予足量各种维生素。经治疗后眼部症状可缓解,但共济失调、前庭障碍和记忆障碍不能立即恢复。

五、临床治疗思维

尽管妊娠剧吐一般有自限性,但仍有少数患者病情严重,发生严重的并发症和死亡的报道。多数并发症为肝脏、肾脏功能受累、酸碱平衡失调等,若未能及时发现或处理不当,导致代谢状态变化,可引起严重的后果。此外,尚可发生 Mallory-Weiss 综合征(胃食管连接处的黏膜纵向撕裂、出血)。对于严重的妊娠剧吐病例,必须及时评估患者体内内环境的改变,必要时住院治疗。当患者体重明显减轻或酮症酸中毒持续存在等病情严重的症状出现,必须静脉给予高营养支持治疗,纠正饥饿状态和代谢紊乱。体重不再降低并逐渐升高是检测治疗效果的重要指标。对诊断为并发 Wernicke 脑病的孕妇,立即静脉滴注维生素 B_1 100 mg,同时肌内注射维生素 B_1 100 mg,以后每日肌内注射维生素 B_1 100 mg,至患者能够正常进食后减为口服维生素 B_1 10 mg,每天 3 次,同时补充多种维生素,并辅以对症治疗,如支持疗法等。对疑有维生素 K 缺乏所致凝血病者应及时补充维生素 K。

Wernicke-Korsakoff 综合征是由于维生素 B_1 缺乏引起的中枢神经系统疾病,包括 Wernicke 脑病和 Korsakoff 精神病,两者的临床表现不同而发病机制与病理变化相同,是同一疾病中的先后两个阶段。妊娠剧吐时,因较长时间不能进食,可致维生素 B_1 缺乏而引起此症。Wernicke 脑病以眼部症状(包括眼球震颤、瞳孔异常、视力减退、视野改变及视网膜出血等)、躯干性共济失调(站立和步态不稳)及精神障碍(震颤性谵妄、完全性意识模糊、淡漠状态)特征。三大症状可同时出现,但大多数患者精神症状迟发。Korsakoff 精神病表现为严重的近事记忆障碍,对远期的记忆相对保留。部分患者有周围神经损害而出现多发性神经病,表现为四肢无力、感觉异常、烧灼感、肌肉疼痛,四肢远端呈手套袜套样深浅感觉障碍,腱反射减退或消失等。心血管功能障碍表现为心动过速、直立性低血压、活动时呼吸困难及轻度心电图改变等。经维生素 B 治疗后,眼球震颤、眼肌麻痹和共济失调等皆可逆转,早期出现的淡漠、嗜睡、注意力不集中等精神症状,经维生素 B 治疗后亦可迅速消除,提示这些症状由生化异常引起。但记忆障碍、虚构等的疗效不佳,提示由结构损害引起。

第二节 羊 水 异 常

一、羊水过多

正常妊娠时在孕 36 周后羊水量逐渐减少,足月时羊水量在 800 ml 左右。在妊娠任何时期内羊水总量超过 2 000 ml 者称为羊水过多。发病率为 0.5%~1%,并发糖尿病时高达 20%。可由多胎妊娠或一些母儿疾病引起,但 30% 羊水过多无任何病因。羊水过多者 18%~40% 并发胎儿畸形,以神经管畸形为主。

(一)临床表现

羊水过多的临床症状与羊水量、子宫容量及羊水增长的速度有关,一般羊水量超过

3 000 ml才出现不适。临床上出现因腹部过度膨胀所导致的症状和体征。

1.急性羊水过多

患者的症状较为明显,多发生在孕20～24周。表现为腹部短时间内增大、胀痛、呼吸困难、行动不便、不能平卧;患者呈痛苦面容、端坐呼吸、严重者甚至发生发绀;腹部过度膨胀,腹壁变薄,满腹可有压痛;子宫大于正常孕周,张力大,胎位常查不清楚,胎心遥远或听不清;下肢和外阴因下腔静脉压迫而出现水肿和静脉曲张。

2.慢性羊水过多

慢性羊水过多占98％左右,多发生在孕28～32周。因羊水增长较慢,子宫逐渐膨大,症状多较缓和。大多数孕产妇能自行耐受。子宫显著大于正常孕周,胎儿在增多的羊水中有沉浮感,胎心可能听不清。

3.羊水过多

羊水过多易并发胎儿畸形、妊娠高血压综合征、胎位异常、早产,产时胎膜破裂后脐带脱垂和产后宫缩不良可造成产后出血。

(二)辅助检查

1.B超检查

以单一最大羊水暗区垂直深度测定表示羊水量的方法(AFV),超过7 cm即可考虑为羊水过多;若用羊水指数法(AFI),则＞18 cm为羊水过多。经比较,AFI法显著优于AFV法,当AFV法发现羊水过多时需以AFI法测定羊水量。B超可见胎儿在宫腔内只占小部分,胎儿与子宫壁间的距离增大,肢体呈自由体态,漂浮于羊水中,并可同时发现胎儿畸形、双胎等。

2.X线检查

羊膜囊造影及胎儿造影可了解胎儿有无消化道畸形,但羊膜囊造影可能引起早产、宫内感染,且造影剂、放射线对胎儿有一定损害,应慎用。

3.实验室检查

如有羊水过多,通常需考虑有无胎儿畸形可能。有开放性神经管缺陷的胎儿(如无脑儿、脊柱裂及脑脊膜膨出等),羊水中AFP值超过同期正常妊娠平均值3个标准差,而母血清AFP值超过同期正常妊娠平均值2个标准差以上。

(三)诊断思维

1.临床诊断思维

产科查体疑存在羊水过多时,应进行B超检查,其为羊水过多的主要辅助检查方法,同时还可了解胎儿结构畸形如无脑儿、显性脊柱裂、胎儿水肿及双胎等。对于超声诊断为羊水过多的孕妇还应注意以下辅助检查,以排除其他可引起羊水过多的疾病。

(1)羊水甲胎蛋白:可提示有无开放性神经管缺陷。

(2)孕妇血糖:尤其慢性羊水过多者,应排除糖尿病。

(3)孕妇血型:如胎儿水肿者应检查孕妇Rh、ABO血型,排除母儿血型不合溶血引起的胎儿水肿。

(4)胎儿染色体:羊水细胞培养或采集胎儿血培养作染色体核型分析,了解染色体数目、结构有无异常。

2.鉴别诊断思维

诊断羊水过多时需与双胎妊娠、葡萄胎、巨大儿、胎儿水肿等相鉴别。

(1)双胎妊娠:宫高、腹围明显大于妊娠月份,产科检查时可触及两个胎头,可于不同部位闻及两个频率不同的胎心音,B超可见两个胎头光环及两个胎心搏动。

(2)葡萄胎:停经后有不规则阴道出血史,有时阴道可排出葡萄串样组织,早孕反应较剧烈。体检时子宫明显大于妊娠月份,但宫体较软,不能触及胎体,不能闻及胎心音。B超可见增大的宫腔内充满弥散分布的光点和小囊样无回声区,呈落雪状图像,无胎儿结构及胎心搏动征,血β-HCG明显高于同期妊娠。

(3)巨大儿:孕妇常合并有糖尿病史及巨大儿分娩史。产科检查发现宫高、腹围大于正常妊娠月份,先露高浮。B超提示胎头双顶径大于10 cm,胎儿腹围及股骨长径均大于同期胎儿。

(四)治疗

羊水过多的围生儿死亡率为28%,其处理主要取决于胎儿有无畸形和孕妇自觉症状的严重程度。

(1)有胎儿畸形的羊水过多:羊水过多合并胎儿畸形,在患者知情同意并签字的基础上及时终止妊娠。

(2)无胎儿畸形的羊水过多:羊水过多,经检查证实胎儿正常时,应根据羊水过多的程度与胎龄决定处理方法。①前列腺素抑制剂(吲哚美辛)治疗。吲哚美辛有抑制利尿的作用,它可以抑制胎儿排尿而治疗羊水过多。具体用量为2.2～2.4 mg/(kg·d),用药1～4周,羊水再次增加时可重复应用。用药期间应每周做一次B超监测。鉴于吲哚美辛在妊娠晚期有使胎儿动脉导管闭合的作用,该药不宜广泛应用。②羊膜腔穿刺放羊水。对于孕周比较早,胎儿不成熟,症状又比较明显的患者,可以行羊膜腔穿刺放出部分羊水。为了避免宫腔内压力骤减引起胎盘早剥,每小时放出羊水的速度不宜超过500 ml,每日不超过1500 ml。经此治疗,多数患者的症状可很快消失,如果再次发生羊水过多而引起明显的临床症状,可以重复此手术。③高位破膜。羊水过多而胎儿足月,需要终止妊娠时,可以采用高位破膜。用破膜器械自宫颈口沿胎膜向上送15～16 cm刺破胎膜,使羊水缓慢流出,以免宫腔内压力骤减而引起胎盘早剥。破膜放羊水过程中应注意血压、脉搏及阴道出血情况。放羊水后,腹部放置沙袋或加腹带约束,以防休克。破膜后12小时仍无宫缩时,需要用抗生素预防感染。若24小时仍无宫缩,可用缩宫素、前列腺素等引产。

(五)临床治疗思维

(1)在破膜放羊水过程中应当注意血压、脉搏及阴道出血情况。严格消毒防止感染,放羊水后,腹部放置沙袋或加腹带包扎以防血压骤降甚至发生休克,同时应当给予抗感染药物。酌情使用保胎药以防早产。

(2)注意放羊水的速度和量,不宜过快过多,以免宫腔压力骤减导致胎盘早剥或早产,一次放羊水量不宜超过1500 ml。

(3)放羊水应在B超指导下进行,防止造成胎盘及胎儿损伤。

(4)放羊水时应从腹部固定胎儿为纵产式,严密观察宫缩。重视患者的症状,并监测胎心。

(5)尽管超声可以发现明显的胎儿异常,但是对外表正常的新生儿的预后仍应谨慎对待,部分胎儿畸形 B 超不能发现,且部分羊水过多胎儿还伴有染色体异常,因此应谨慎对待。

二、羊水过少

妊娠足月时羊水总量少于 300 ml 者称羊水过少。发病率为 0.4%~4%,常与胎盘功能低下并存。常见于过期妊娠、胎儿宫内发育迟缓、胎儿畸形、妊高征等。妊娠早期羊水过少,多发生流产。当羊水少于 50 ml 时易发生胎儿窘迫及围生儿死亡。

(一)临床表现

孕妇于胎动时感腹痛,检查见腹围、宫高比同期正常妊娠小,子宫敏感性高,轻微刺激即可引发宫缩,临产后阵痛剧烈,宫缩多不协调,宫口扩张缓慢,产程延长。若羊水过少发生在妊娠早期,胎膜可与胎体粘连,造成胎儿畸形,甚至肢体短缺。若发生在妊娠中晚期,子宫周围的压力直接作用于胎儿,容易引起胎儿肌肉骨骼畸形,如斜颈、曲背、手足畸形。现已证实,妊娠时吸入羊水有助于胎肺的膨胀发育,羊水过少可导致肺发育不全。

(二)辅助检查

1.B 超检查

B 超检查是诊断羊水过少的重要方法。可以通过观察羊水暗区以估计羊水量。

2.胎盘功能检查

通过超声的生物物理评分、胎心监护、尿雌三醇以及胎盘泌乳素的检查,常发现在羊水过少时会同时合并胎盘功能减退。

(三)诊断思维

1.临床诊断思维

妊娠晚期时,每次 B 超检查均应测定羊水量,发现羊水偏少者,应于 3~5 天内重复 B 超检查,并行胎儿电子监护及胎盘功能测定。孕 41 周后,应每周行 2 次 B 超检查,以测定羊水量。

2.鉴别诊断思维

(1)胎儿宫内发育迟缓:胎儿发育迟缓,其腹围及宫底亦小于孕月。B 超检查测量胎儿双顶径、股骨长度、头围、腹围、羊水最大深度即可做出诊断。但往往羊水过少者同时存在胎儿宫内发育迟缓。

(2)早产:早产指孕满 28 周、不足 37 周而妊娠终止者,宫底高度虽小,但符合孕周,与羊水过少不同点为子宫内羊水振波感明显,胎体无"实感",B 超测双顶径符合孕周,破膜时羊水量多,新生儿体重在 1 000~2 500 g,符合早产儿的特征。

(四)治疗

1.足月妊娠

应尽快终止,若宫颈条件已成熟,可行破膜引产术。宫颈条件差,应放宽剖宫产指征。若引产过程中出现胎儿窘迫,排除胎儿畸形后宜剖宫产终止妊娠。

2.孕周<28 周

应警惕胎儿畸形的可能,如发现异常及时终止妊娠,如未发现明显异常,应严密随访。

3.孕周≤37 周

胎动正常,NST 反应型者,根据情况 3~7 天后复查 B 超及 NST,注意羊水量的变化。

4.羊膜腔内灌注治疗

对未足月除外胎儿畸形者,可应用,但目前临床效果有限,尚处于试验阶段。对胎膜早破及在产程中发现羊水过少者,可解除脐带受压,提高围生儿成活率。方法:将37℃生理盐水250～1 000 ml,以每分钟10～25 ml的速度注入羊膜腔,再以每分钟3 ml做持续量灌入直至分娩结束。在30分钟内至少灌注500 ml,生理盐水能使95%的产妇恢复正常羊水量。

(五)临床治疗思维

羊水过少患者,约1/3伴有胎儿畸形,因此应进行仔细的B超检查,或其他产前诊断措施,明确胎儿有无畸形后再进行相应处理。

第三节　多胎妊娠

一次妊娠同时有两个或两个以上胎儿时,称多胎妊娠。多胎的发生率为$1:89^{n-1}$(n为1次妊娠中的胎儿数)。多胎的发生率与家族史有关,近年来,辅助生育技术中促超排卵药物的应用和同时植入多个胚胎的做法使多胎的发生率有所增加。多胎妊娠中以双胎最为常见。双胎有单卵和双卵之分。双卵双胎(占双胎的70%)是由两个卵同时成熟分别受精形成,这两个胎儿的基因不完全一样,两个受精卵在宫腔里不同部位上着床,有完全独立的胎盘和绒毛膜相隔的羊膜。单卵双胎(占双胎的30%)由一个受精卵分裂而成,由于胎儿源于同一套基因,因此容貌相似、性别相同。本节仅讨论双胎妊娠。

一、临床表现

1.病史及体征

人工授精或IVF-ET后,已确定为宫内孕患者。在妊娠早期妊娠反应重。妊娠晚期子宫增大明显,引起呼吸困难及下肢压迫症状。妊娠并发症发生率高,常出现贫血、妊娠高血压综合征、羊水过多;由于胎盘面积大,前置胎盘的发生率也增高。容易发生各种产科并发症,胎儿未成熟可发生流产、早产,早产儿低体重儿不易存活,特别是3胎以上的多胎妊娠,成活率低。

2.妇产科检查

妊娠早期子宫增大,与人工授精或胚胎移植日期不符;妊娠中晚期子宫异常增大,触诊可触及多个胎体和肢体,于腹部可闻及多个胎心。

二、辅助检查

1.B超显像

孕7～8周时即可发现两个妊娠囊,孕13周后B超可清楚探及两个胎头和各自相应的脊柱、躯干和肢体,对中、晚期双胎妊娠诊断的准确率达100%。

2.胎心监测

多普勒胎心仪可探及两个频率不同的胎心音。

三、鉴别诊断

1.巨大儿

巨大儿为单胎妊娠,子宫增大的时间较晚,速度较慢,程度不及双胎妊娠明显。体检时扪及一个胎头,听及一个胎心,B超可明确诊断。

2.羊水过多

羊水过多也常见于双胎妊娠,如果为单胎妊娠,腹部检查可发现有胎头漂浮感,胎心音遥远但仅可听及一个胎心音,B超可确诊。

3.双胎输血综合征

单卵双胎的胎盘间血管可有吻合,包括动脉间、静脉间及动脉-毛细血管-静脉间的吻合,当两个胎儿的胎盘间存在动静脉血管吻合时,血液从动脉向静脉单相分流,导致胎儿间血液流通,使一个胎儿成为供血儿,另一个胎儿成为受血儿,供血儿逐渐出现生长迟缓,贫血、羊水少,甚至因营养缺乏而死亡;受血儿出现血量增多、心脏肥大、肝肾增大、高血容量、高胆红素血症及羊水过多,体重增长较快。注意受血儿出生后易因心力衰竭而死亡。两个胎儿体重相差≥20%,血红蛋白相差≥50 g/L,提示双胎输血综合征。

4.胎儿畸形

双胎畸形发生率约为单胎畸形的2倍,大多数畸形为心脏畸形、神经管畸形、消化道畸形等。但有些畸形为双胎所特有,如联体双胎、无心畸形、胎内胎等。

5.双胎妊娠的并发症

(1)孕妇并发症易发生子痫前期、贫血、羊水过多、胎膜早破、前置胎盘、胎盘早剥等,容易出现胎位异常。

(2)胎儿并发症:易发生早产、胎儿生长受限、胎位异常、双胎输血综合征、脐带脱垂等。

四、治疗

(一)妊娠期

(1)定期产前检查,尽可能早期诊断双胎,严密监测胎儿生长情况。因两个胎儿双倍的能量需要,应及早补充营养,特别是铁剂、叶酸、钙剂等。孕晚期多卧床休息,避免疲劳和精神紧张,防止早产。

(2)如果B超检查证实胎儿为联体双胎,应及时引产,终止妊娠。

(3)双胎妊娠需要提前住院待产,如未发生早产,应在足月后积极终止妊娠。

(二)分娩期

1.正常分娩

大多可经阴道分娩,产程中严密监测胎儿情况。

2.双胎剖宫产的指征

(1)有胎头交锁或发生胎儿嵌顿的危险。

(2)有一个胎儿为横位,无法进行内倒转。

(3)有头盆不称、脐带脱垂、宫缩乏力难以纠正的产科情况。

（4）发生胎盘早剥等严重并发症。

（5）证实胎儿为障碍体双胎而无法经阴道分娩时。

3.鉴别检查

为鉴别单卵和双卵双胎,胎盘应送病理学检查。

（三）双胎新生儿处理

按高危儿常规处理,给吸氧、保暖、维生素 K_1 10 mg 和维生素 C 0.1 g 肌内注射,必要时输液和输血浆,青霉素 10 万～20 万 U,每日 2 次肌内注射(皮试阴性后使用),可给糖皮质激素如地塞米松 1 mg 口服或静脉注射。如为低体重儿,应转新生儿特别护理室或新生儿病房进行专业治疗护理。

（四）产后

（1）分娩后常规使用抗生素预防感染。

（2）由于双胎产后出血的发生率比较高,在分娩前应预先配血型,必要时输血;开放静脉保持补液;积极使用宫缩剂。

（3）进一步加强母亲营养,为两个婴儿的哺乳做好准备。

五、临床治疗思维

（1）避免发生胎头交锁。分娩时若第一胎儿为臀先露,第二个胎儿为头先露,有发生胎头交锁的可能,为避免发生胎头交锁,助手以手在腹部上推第二个胎儿的胎头,使第一个胎儿顺利娩出。若已发生胎头交锁,第一胎儿常在数分钟内死亡,为娩出第二胎儿,以剖宫产为上策。如无剖宫产条件,且第一胎儿已死,应行断头术,待娩出第二胎儿后再取第一个胎头。

（2）当两个胎儿均为头位时,易发生双胎头碰撞而使两胎头难以入盆,发生难产,此时以剖宫产为上策。

（3）无论阴道分娩还是剖宫产,均需积极防治产后出血;临产时应备血;胎儿娩出前需建立静脉通路;第二个胎儿前肩娩出时静脉推注缩宫素 10 U。

第四节　流　产

妊娠于 28 周前终止,胎儿体重不足 1 000 g,称为流产。妊娠不足 12 周发生流产者称为早期流产,发生于 12 周至不足 28 周者称为晚期流产。按流产的发展过程分为先兆流产、不全流产、难免流产和完全流产。胚胎在子宫内死亡超过 2 个月仍未自然排出者称为过期流产。自然流产连续 3 次或 3 次以上者称为习惯性流产。自然流产发生率占全部妊娠的 10%～15%,多数为早期流产。

早期流产的原因多数是遗传因素(如基因异常),其次为母体因素(如孕妇患急性传染病、胎儿感染中毒死亡、黄体功能不足等),此外母儿双方免疫不适应或血型不合亦可引起流产,晚期流产则因宫颈内口松弛、子宫畸形等子宫因素所致。

一、临床表现

1.病史

应询问患者有无停经史和反复流产史,有无早孕反应、阴道出血,应询问阴道出血量及持续时间,有无腹痛,腹痛部位、性质、程度,有无阴道排液及妊娠物排出。了解有无发热、阴道分泌物有无臭味可协助诊断流产感染。

2.临床表现

主要症状为停经后出现阴道出血和腹痛。孕 12 周前发生的流产,开始时绒毛与蜕膜剥离,血窦开放,出现阴道出血,下腹部疼痛。晚期流产的临床过程与早产及足月产相似,先出现腹痛,后出现阴道出血。各类流产又有各自的特征。

(1)先兆流产:这是流产的最早阶段,以阴道少量出血,时下时止,淋漓不断,色淡暗红或淡红,或仅为少量血性物;或伴有轻度腹痛、下坠和腰酸。子宫大小与停经月份相符合,宫口未开。

(2)难免流产:流产已发展成不可避免,阴道出血增多超过月经量,阵发性腹痛加剧。子宫口已开大,或胎膜已破,在宫口可见到胚胎或胎盘。

(3)不全流产:常发生在妊娠 8 周以后,多在难免流产的基础上发展而成。胚胎已排出,但胎盘组织的全部或部分仍在宫腔内。子宫收缩差,阵发性腹痛仍较重,阴道出血多,如不及时行宫腔清理,妊娠组织残留宫腔内可导致出血不止,而致重度失血性贫血,甚至造成休克或死亡。宫口开大,或见胚胎组织物堵塞宫口,有活动性出血,子宫增大较孕月小。

(4)完全流产:妊娠产物均已全部从宫腔排出,流产过程已经完成。阴道出血不多,宫口关闭,腹痛减轻。

(5)过期流产:又称稽留流产。胚胎或胎儿在宫内已死后仍在宫腔内稽留一段时间。患者停经后有先兆流产症状,或间有少量咖啡色阴道分泌物,子宫逐渐缩小。血、尿妊娠试验由阳性转为阴性,或滴定度下降与孕月不符。

(6)感染性流产:在妊娠产物完全排出宫腔之前伴有宫腔感染者为感染性流产。常见于不全流产、稽留流产、过期流产患者。除有流产症状以外,可有高热、寒战、腹痛。下腹部有明显的压痛及反跳痛,腹肌较紧张。子宫及附件有压痛,阴道有灼热感,或有脓性白带或败酱样血性物,有臭气。感染扩散后,可导致败血症、中毒性休克。

(7)习惯性流产:指自然流产连续发生 3 次或 3 次以上者。其临床经过与一般流产相同。宫颈内口松弛者常于妊娠中期,胎囊自宫颈内口突出,宫颈管逐渐缩短、扩张。患者多无自觉症状,一旦胎膜破裂,胎儿迅速排出。

二、辅助检查

1.实验室检查

(1)妊娠试验:用早孕诊断试条可于停经 3~5 天即出现阳性结果。另外,可行血 β-HCG 的定量测定,并进行跟踪观察,以判断先兆流产的预后。

(2)激素测定:血中孕激素测定在先兆流产的诊断及预后评估方面有较实用的价值,研究表明在异常妊娠(包括异位妊娠)中,99%的患者血黄体酮水平低于 25 ng/ml,如孕激素水平低于

5 ng/ml,则无论是宫内或宫外妊娠,妊娠物均已死亡。有人认为如 B 超已见孕囊,血 β-HCG 水平<1 000 U/ml,血清孕激素水平<5 ng/ml,宫内胚胎基本已死亡。

2.特殊检查

(1)B超检查:可根据妊娠囊的形态、大小、有无胎心搏动及胎动情况,确定胚胎或胎儿是否存活,并协助诊断流产的类型。宫颈内口关闭不全患者,B超下可见宫颈内口呈漏斗状扩张,直径一般>15 mm。

(2)病理检查:对于阴道排出的组织,可以用水冲洗寻找绒毛以确定是否为妊娠流产。对于可疑的病例,要将组织物送病理检查以明确诊断。

三、诊断思维

(一)临床诊断思维

临床中流产有多种不同类型,诊断时首先要根据不同的病史、临床表现及检查来进行判断加以区别。

(二)鉴别诊断思维

需与异位妊娠及葡萄胎、功能失调性子宫出血、盆腔炎及急性阑尾炎等进行鉴别。

1.异位妊娠

该病的特点是有不规则阴道出血,可以有腹痛,但是常为单侧性;超声检查显示宫腔内无妊娠囊,在宫腔以外部位,特别是输卵管部位可见妊娠囊或液性暗区;HCG 水平比较低,倍增时间比较长。

2.葡萄胎

该病的特点是有不规则阴道出血,子宫异常增大而软,触摸不到胎体,无胎心和胎动;B超检查显示宫腔内充满弥漫的光点和小囊样无回声区;HCG 水平高于停经月份。

3.功能失调性子宫出血

该病的特点是有不规则阴道出血,子宫不增大,B超检查无妊娠囊,HCG 检查阴性。

4.盆腔炎、急性阑尾炎

盆腔炎、急性阑尾炎一般无停经史,尿妊娠试验阴性,HCG 水平正常,B超检查宫腔内无妊娠囊,血白细胞总数>10×10^9/L。

四、治疗

(一)先兆流产

1.一般治疗

卧床休息,避免性生活。

2.药物治疗

(1)口服维生素 E,每次 10 mg,每天 3 次。

(2)肌内注射黄体酮每天 20 mg,共 2 周。

(3)肌内注射 HCG 每天 1 000 U,共 2 周;或隔天肌内注射 HCG 2 000~3 000 U,共 2 周。

3.其他治疗

经过治疗后进行定期随访,如阴道出血停止,B超提示胚胎存活,可继续妊娠。若症状加重或 B 超发现胚胎/胎儿死亡时,及时手术终止妊娠。

(二)难免流产

治疗原则是尽早排出妊娠物。

1.药物治疗

晚期流产时,子宫较大,可给静脉滴注缩宫素,具体方法是缩宫素 10~20 U 加入 5％葡萄糖 500 ml 静脉滴注;加强子宫收缩,维持有效的宫缩。

2.手术治疗

早期流产时行吸宫术或刮宫术。晚期流产当胎儿及胎盘排出后,检查是否完整,必要时行清宫术。

(三)不全流产

1.药物治疗

出血时间长,考虑感染可能时应给予抗生素预防感染。

2.手术治疗

用吸宫术或钳刮术清除宫腔内妊娠残留物,出血量多者输血。

(四)完全流产

一般不予特殊处理,必要时给予抗生素预防感染。

(五)稽留流产

胚胎死亡时间长,可能会发生机化与子宫壁粘连,也可能会消耗凝血因子,造成凝血功能障碍,导致大量出血,甚至 DIC。因此,在处理前应先进行凝血功能的检查:血常规、出凝血时间、血小板计数、纤维蛋白原、凝血酶原时间、3P 试验、血型检查并做好输血准备。

1.一般治疗

凝血功能异常者,先输注血制品或用药物纠正凝血功能,然后进行引产或手术。

2.药物治疗

凝血功能正常者,口服己烯雌酚每次 5~10 mg,每天 3 次,共 3~5 天,以提高子宫肌对缩宫素的敏感性。妊娠>12 周者,可以用缩宫素、米索前列腺醇、依沙吖啶引产。具体方法为:缩宫素 10 U 加入 5％葡萄糖 500 ml 静脉滴注;米索前列腺醇 0.2 mg(0.2 mg/片)塞于阴道后穹隆,每隔 4 小时 1 次;依沙吖啶 50~100 mg 溶于 5 ml 注射用水,注射到羊膜腔内。

3.手术治疗

妊娠<12 周者可行刮宫术,妊娠>12 周者需要行钳刮术。若胎盘机化并与宫壁粘连较紧,手术应特别小心,防止子宫穿孔,一次不能刮净,可于 5~7 天后再次刮宫。如凝血功能障碍,应尽早使用肝素、纤维蛋白原及输新鲜血等,待凝血功能好转后,再行引产或刮宫术。

(六)习惯性流产

在下次妊娠之前,需要测定夫妇双方的 ABO 血型和 Rh 血型、染色体核型、免疫不合的有关抗体,以明确病因,对发现的异常情况进行相应的治疗。

(1)如果女方的卵巢功能和甲状腺功能异常,应及时补充黄体酮、甲状腺素。

（2）如果有生殖道畸形、黏膜下肌瘤、宫颈功能不全等，应及时手术纠正。

（3）如果是自身免疫性疾病，可以在确定妊娠以后口服小剂量阿司匹林每日 25 mg，或泼尼松每天 5 mg，或是皮下注射肝素每 12 小时 5 000 U 治疗，持续至分娩前。目前推荐阿司匹林为首选方案，因为其效果肯定且不良反应比较少。

（4）如果黄体功能不足或原因不明的习惯性流产，当有怀孕征兆时，可按黄体功能不足给予黄体酮治疗，每天 10～20 mg 肌内注射，或 HCG 3 000 U，隔日肌内注射 1 次，确诊妊娠继续给药直至妊娠 10 周或超过以往发生流产的月份，并嘱其卧床休息，禁性生活，补充维生素 E，注意心理疏导，安定患者情绪。

（5）如果是男方精液异常，应进行相应的治疗。

五、临床治疗思维

对先兆流产应积极进行预后评估，对估计预后良好者，应积极进行保胎治疗，对估计预后不良者应严密观察，或及时给予终止妊娠。

对稽留流产一定要注意其凝血功能，如发现凝血功能异常，应先纠正凝血功能后，再予清宫。

对习惯性流产应进行全面检查明确病因后，再对症处理。

第五节　早　产

妊娠满 28 周至不满 37 足周之间终止者称早产（PTL），娩出的新生儿称早产儿，其出生体重不足 2500 g，器官发育尚不成熟，早产儿有比较高的并发症和死亡率。早产约占分娩总数的 10%。早产儿中约有 15% 的新生儿期死亡，8% 早产儿留有智力障碍或神经系统后遗症。因此，预防早产应得到产科工作者的重视。早产的原因常与孕妇从事重体力劳动或吸烟、酗酒、有麻醉药瘾，以及各种妊娠并发症（如妊娠高血压综合征）等因素有关。

一、临床表现

1.病史

既往有流产、早产史者易发生早产。

2.临床表现

有规律性宫缩出现，间歇 5～10 分钟，持续 30 秒以上，且逐渐加强，并伴有少许阴道出血或血性分泌物。

二、辅助检查

1.实验室检查

对于有子宫收缩的患者，在早期比较难以判断究竟是生理性的宫缩，还是先兆早产或是早产,可以通过以下的实验室检查来判断。

(1)胎儿纤维结合蛋白(fetal fibronectin,fFN):在妊娠期,fFN 一般只出现在母亲的血液和羊水中,如果在宫颈黏液中出现 fFN,预示在近期发生早产的可能性比较大。

(2)胰岛素样生长因子结合蛋白-1(insulin like growth factor binding protein-1,IGFBP-1):在妊娠期,IGFBP-1 一般只出现在母亲的血液和羊水中,其羊水中 IGFBP-1 的浓度要比血液中高 100～1 000 倍。如果在宫颈黏液中出现 IGFBP-1,预示在近期发生早产的可能性比较大。

2.特殊检查

(1)超声检查:通过超声检查可以估测孕周,大体判断胎肺成熟度;经会阴超声检查,可以了解宫颈管的长度和宫颈口扩张的情况,如果宫颈口缩短、呈漏斗状、宫颈口扩张,则短期内分娩的可能性比较大。

(2)胎心监护:通过胎心监护可以了解宫缩的强度、频率以及胎心变化情况。

三、诊断思维

(一)临床诊断思维

1.先兆早产

(1)宫内孕 28 足周至不足 37 周之间。

(2)不规则子宫收缩,一般至少 10 分钟有一次宫缩,持续 30 秒以下,此情况持续 60 分钟以上者。

(3)少量阴道出血。

(4)肛查宫颈无缩短与扩张,或宫口微开或扩张<2 cm 者。

2.早产

(1)宫内孕时间为 28～37 周。

(2)规律宫缩出现,5～6 分钟一次宫缩,持续 30 秒以上,并有间歇逐渐缩短,强度逐渐加强。

(3)阴道出血增多。

(4)肛查宫颈缩短及宫口扩张 2 cm 以上。

(5)胎膜已破者表示早产已不可避免。

(6)阴道 pH≥7,试纸呈碱性反应,阴道液涂片可见胎儿皮肤上皮及毳毛者有助于胎膜早破的诊断。

(7)B 超有助于估计胎儿的大小。

(二)鉴别诊断思维

诊断早产一般并不困难,但应与妊娠晚期出现的生理性子宫收缩相区别,生理性子宫收缩一般不规则、无痛感,且不伴有宫颈管消退等改变。妊娠满 28 周后出现至少 10 分钟 1 次的规则宫缩,伴宫颈管缩短,可诊断先兆早产,我国将妊娠满 28 周至不满 37 足周,出现规律宫缩(20 分钟≥4 次),伴宫颈缩短≥75%,宫颈扩张 2 cm 以上,诊断为早产临产。部分患者可伴有少量阴道出血或阴道流液。

四、治疗

妊娠 36 周以上可待其自然分娩。妊娠 36 周以下,胎儿存活,无宫内窘迫,胎膜未破,估计新生儿生活能力低于正常儿,初产妇宫口开大 2 cm 以下,经产妇宫口开大 4 cm 以下,应抑制宫缩,尽量继续妊娠。

1.一般治疗

先兆早产阶段,应侧卧位休息,适当使用镇静剂如苯巴比妥。

2.抑制宫缩

(1)β-肾上腺素能受体激动剂:此类药物能激动子宫平滑肌中的 β-受体,抑制子宫平滑肌收缩,使子宫松弛,从而抑制宫缩。常见不良反应有心率加快、血压降低、血糖升高等。服药前常规做心电图检查,心率＞100 次/分、糖尿病、青光眼者不宜服用。

(2)硫酸镁:其主要作用是镁离子直接作用于子宫肌细胞,拮抗钙离子收缩子宫的作用,达到抑制宫缩的目的。用法:25％硫酸镁 20 ml 加入 5％葡萄糖 250 ml 中静脉滴注,半小时内输入;以后 25％硫酸镁 40 ml 加入 5％葡萄糖 500 ml 中静脉滴注维持,每小时 2 g,宫缩减弱后每小时 1 g 维持,直到宫缩消失。用药过程中应注意:呼吸＞16 次/分,尿量＞25 ml/h,膝腱反射存在,及其他无异常者,可以继续使用,反之则考虑硫酸镁中毒,可用 10％葡萄糖酸钙解救。

(3)前列腺素合成酶抑制剂:该类药物可抑制前列腺素合成酶、减少前列腺素的合成或前列腺素的释放以抑制宫缩。常用药物有吲哚美辛及阿司匹林。因其可能导致动脉导管过早关闭而引起胎儿血液循环障碍,故目前此类药物已较少应用。

(4)钙通道阻断剂等药物对宫缩的抑制作用也在研究中。

3.新生儿呼吸窘迫综合征的预防

当早产不可避免时,为促使胎儿肺成熟,预防早产儿发生新生儿呼吸窘迫综合征,如不足 36 周可以给予地塞米松每次 10 mg,静脉注射,每天 1 次,共 2 天或地塞米松每次 5 mg,肌内注射,每天 2 次,连用 2 天。紧急情况下,可以经腹向羊膜腔内注射地塞米松 10 mg,并同时取羊水行胎儿肺成熟度检查。

4.分娩时注意事项

行会阴侧切,缩短第二产程,减少胎儿头部受压,预防新生儿颅内出血。胎儿娩出后注意保暖,进行胎龄评分,不足 37 周按早产儿处理。

五、临床治疗思维

(1)积极治疗泌尿生殖系感染,妊娠晚期节制性生活,预防胎膜早破,以达到预防早产的目的。

(2)妊娠前积极治疗基础疾病,把握好妊娠时机;妊娠后积极预防各种妊娠并发症的恶化及并发症的发生。

(3)宫颈内口松弛者应于妊娠 14～16 周行宫颈内口环扎术。

(4)使用宫缩抑制剂抑制宫缩时,应注意其不良反应,严密观察患者呼吸、血压、脉搏等生命体征的变化,应用吲哚美辛时还应注意胎儿动脉导管的开放情况。

第七章 异常分娩

第一节 产力异常

子宫收缩力是分娩过程中最重要的产力,贯穿于分娩全过程,并具有节律性、对称性、极性等特点,任何原因使子宫收缩的特性发生改变,使其失去节律性或极性都称为子宫收缩力异常,简称产力异常。子宫收缩力异常临床上分为子宫收缩乏力和过强两类,每类又分协调性和不协调性子宫收缩乏力或过强。

一、临床表现

1.协调性子宫收缩乏力

其特点是子宫收缩具有正常节律性、对称性和极性,但弱而无力,持续时间短,间歇时间长且无规律,当子宫收缩达极性期时,子宫不隆起变硬,用手指压宫底部肌壁仍可出现凹陷。先露下降及宫口扩张缓慢,产程延长。产妇随产程延长可出现疲劳、肠胀气、尿潴留等,但对胎儿影响不大。

2.不协调性子宫收缩乏力

其特点是子宫收缩失去正常的节律性、对称性和极性,极性倒置;宫缩不是起自两侧子宫角部,兴奋点来自子宫的一处或多处,节律不协调。这种宫缩不能使宫口扩张、先露下降,属无效宫缩。但产妇自觉宫缩强、腹痛剧烈、精神紧张、烦躁不安、肠胀气等。胎儿可因胎盘循环障碍出现胎儿窘迫。

3.产程异常

常见产程异常有以下几种,可以单独存在也可合并存在。

(1)潜伏期延长:从临产开始至宫颈口扩张 3 cm 称潜伏期,初产妇正常需 8 小时,最大时限 16 小时,超过者称潜伏期延长。

(2)活跃期延长、停滞:从宫颈口扩张 3 cm 开始至宫颈口开全称为活跃期,初产妇正常约需 4 小时,最大时限 8 小时,超过者称活跃期延长。活跃期宫颈口不再扩张达 2 小时以上称活跃期停滞。

(3)第二产程延长、停滞:第二产程初产妇超过 2 小时,经产妇超过 1 小时尚未分娩,称第二产程延长。第二产程达 1 小时胎头下降无进展称第二产程停滞。

(4)胎头下降延缓、停滞:活跃晚期至宫颈口扩张 9～10 cm,胎头下降速度每小时少于 1 cm 称胎头下降延缓。胎头停留在原处不下降达 1 小时以上称胎头下降停滞。

(5)滞产:当总产程超过 24 小时称滞产,必须严格避免发生滞产。以上产程进展异常,根据临床表现和描绘的产程图可分别做出诊断,亦可用分娩监护仪准确描记子宫收缩的节律性、强度和频率帮助诊断。

4.协调性子宫收缩过强

宫缩过频过强,产程快,容易发生胎儿窘迫、死产、新生儿窒息或死亡。胎儿娩出过快,可致新生儿颅内出血。

5.强直性子宫收缩

产妇烦躁不安,持续性腹痛、拒按。胎位触不清,胎心音听不清,有时可出现病理性缩复环、血尿等先兆子宫破裂征象。

6.子宫痉挛性狭窄环

产妇持续腹痛、烦躁不安、宫颈扩张缓慢,胎先露停滞,胎心音时快时慢。阴道检查可触及狭窄环,特点是此环不随宫缩上升,与病理性缩复环不同。狭窄环可发生在任何产程,若发生在第三产程,表现为胎盘滞留。

二、辅助检查

1.胎儿电子监护

这种监护一方面可以了解在子宫收缩时胎心的变化,另一方面可以通过压力探头了解子宫收缩的强度,从而对宫缩的强度有一个量化的判断。

(1)低张性宫缩乏力:宫缩描记图显示子宫收缩持续时间短,间歇时间长且不规律,说明宫腔内压力低。

(2)高张性宫缩乏力:子宫收缩频率高、持续时间长,局部宫缩压力比较大。

(3)子宫收缩过强:整个子宫收缩强度高,持续时间长,间歇期比较短,根据描记的曲线还可以判断是否有不协调的宫缩出现。

2.产程曲线异常

在宫缩乏力时,宫口扩张和胎头下降缓慢或阻滞。如果子宫收缩过强,可能会出现急产的现象。

三、诊断思维

(一)临床诊断思维

(1)宫缩乏力可导致产程延长,对母儿造成不利。①对产妇的影响:由于产程延长,产妇休息不好、进食少,精神与体力消耗,可出现疲乏无力、肠胀气、排尿困难,甚至电解质紊乱等,影响子宫收缩,导致产程延长。当第二产程过长时,膀胱被压迫于胎先露部(特别是胎头)与耻骨联合之间,可导致组织缺血、水肿、坏死,形成膀胱阴道瘘或尿道阴道瘘。多次肛查或阴道检查可增加感染机会。产后宫缩乏力影响子宫壁的血窦关闭,容易引起产后出血,由于上述原因,导致手术产率增加,产褥及远期并发症增加。②对胎儿的影响:协调性宫缩乏力容易造成胎头在盆腔内旋转异常,使产程延长,或增加手术产机会,胎儿产伤或颅内出血率增加;不协调性宫缩乏力,不能使子宫壁完全放松,对子宫胎盘循环影响大,胎儿在子宫内易缺氧,进而发生胎儿窘迫。胎膜早破者易导致脐带受压或脱垂,造成胎儿窘迫甚至胎死宫内。

(2)宫缩过强过频,产程过快,可致初产妇宫颈、阴道以及会阴撕裂伤。接产时来不及消毒可致产褥感染。胎儿娩出后子宫肌纤维缩复不良,易发生胎盘滞留或产后出血。若胎先露部下降受阻,易发生子宫破裂。

(3)病理缩复环随产程进展,逐渐上升达脐平甚至达脐上,此时,子宫下段极度拉长,产妇烦躁不安,持续性腹痛、拒按。胎位触不清,胎心听不到,应高度警惕,积极处理。

(4)子宫痉挛性狭窄环与病理缩复环不同,不因宫缩而逐渐上升,不是子宫破裂的先兆。

(5)宫缩过强、过频影响子宫胎盘血液循环,胎儿在宫内缺氧,易发生胎儿窘迫、新生儿窒息甚至死亡。胎儿娩出过快,可致产伤及新生儿颅内出血。接产时来不及消毒,新生儿易发生感染。若新生儿坠地可致骨折、创伤。

(二)鉴别诊断思维

1.假临产

原发性宫缩乏力需与假临产鉴别。假临产可以有较长时间的不规则子宫收缩,收缩时间短或无规律性,不伴有子宫颈扩张和胎先露下降。有时可通过肌内注射哌替啶 100 mg 来鉴别。若是假临产,则经过镇静休息可使宫缩消失;宫缩乏力的特征是子宫收缩具有正常的节律性、对称性和极性,但收缩力弱,宫腔内压力低。

2.胎盘早剥

强直性子宫收缩乏力需与胎盘早剥相鉴别。胎盘早剥往往也首先出现高张性不规则性子宫收缩,继而出现强直性收缩,腹部张力高,伴有或无阴道出血。可通过 B 超检查胎盘情况来鉴别。

四、治疗

(一)一般治疗

第一产程,消除产妇精神紧张,可以活动者适当活动,鼓励多进食,注意营养与水分的补充。

(二)药物治疗

(1)不能进食者静脉补充营养,静脉滴注 10%葡萄糖液 500～1 000 ml,内加维生素 C 2 g。

(2)伴有酸中毒时应补充 5%碳酸氢钠 100～200 ml。

(3)低钾血症时应给予氯化钾缓慢静脉滴注。

(4)产妇过度疲劳时,可缓慢静脉注射地西泮 10 mg 或哌替啶 100 mg 肌内注射,以镇静放松情绪,有利于恢复体力。

(5)缩宫素静脉滴注适用于协调性宫缩乏力。若无头盆不称,于第二产程期间出现宫缩乏力时,也应加强宫缩,给予缩宫素静脉滴注促进产程进展。用法:缩宫素 2.5 U 加于 5%葡萄糖液 500 ml 内,从 8 滴/分开始,根据宫缩强弱进行调整,通常不超过 30 滴/分,维持宫缩时宫腔内压力达 50～60 mmHg,宫缩间隔 2～3 分钟,持续 40～60 秒。

(6)静脉注射地西泮,地西泮能使宫颈平滑肌松弛。软化宫颈,促进宫口扩张,适用于宫口扩张缓慢及宫颈水肿时。常用剂量为 10 mg,静脉注射,与缩宫素联合应用效果更佳。

(7)当确诊为强直性宫缩时,应及时给予宫缩抑制剂,如 25% 硫酸镁 20 ml 加于 5% 葡萄糖液 30 ml 内缓慢静脉注射(不少于 5 分钟),或用羟苄麻黄碱 100 mg 加入 5% 葡萄糖液 500 ml 静脉滴注,目的是减缓子宫收缩、放松子宫张力。

(三)手术治疗

1.人工破膜

宫口扩张至 3 cm 或 3 cm 以上、无头盆不称、胎头已衔接者,可行人工破膜。破膜后胎头将直接紧贴子宫下段及宫颈内口,引起反射性子宫收缩,加速产程进展。也有学者主张潜伏期宫颈条件好、无明显头盆不称者也可行人工破膜,认为破膜后可促进胎头下降入盆。

2.阴道助产

进入第二产程,若胎头双顶径已通过坐骨棘平面,可等待自然分娩;若出现第二产程延长,则可行胎头吸引术或产钳术助产。

3.剖宫产

若胎头仍未衔接或伴有胎儿窘迫征象,应行剖宫产术。

(四)其他治疗

(1)排尿困难者,先行诱导法,无效时及时导尿,因过分充盈的膀胱可影响胎头下降,如长时间压迫还可能损伤膀胱,排空膀胱能增宽产道,且有促进宫缩的作用。

(2)破膜 12 小时以上应给予抗生素预防感染,如头孢拉定 1 g 肌内注射,每天 2 次。

五、临床治疗思维

(1)有急产史的孕妇,在预产期前 1~2 周不应外出远走,以免发生意外,有条件应提前住院待产。

(2)临产后不应灌肠,提前做好接产及抢救新生儿窒息的准备。胎儿娩出时,禁止产妇向下屏气。

(3)若急产来不及消毒及新生儿坠地者,新生儿应肌内注射维生素 K_1 10 mg,预防颅内出血,并尽早肌内注射精制破伤风抗毒素 1 500 U。

(4)产后仔细检查宫颈、阴道、外阴,若有撕裂应及时缝合。

(5)若属未消毒的接产,应给予抗生素预防感染。

第二节　软产道异常

软产道包括子宫下段、宫颈、阴道、外阴及骨盆底软组织构成的弯曲管道。软产道异常所致的难产少见,容易被忽视。应于妊娠早期常规行双合诊检查,了解软产道有无异常。

一、外阴异常

(一)会阴坚韧

多见于初产妇,尤其 35 岁以上高龄初产妇更多见。由于组织坚韧,缺乏弹性,会阴伸展性差,使阴道口狭小,在第二产程常出现胎先露部下降受阻,且可于胎头娩出时造成会阴严重裂伤。分娩时,应作预防性会阴后一侧切开。

(二)外阴水肿

重度子痫前期、重症贫血、心脏病及慢性肾炎孕妇,在有全身水肿的同时,可有重度外阴水肿,分娩时妨碍胎先露部下降,造成组织损伤、感染和愈合不良等情况。在临产前,可局部应用 50%硫酸镁液湿热敷或 50%乙醇局部湿敷;临产后,仍有严重水肿者,可在严格消毒下进行多点针刺皮肤放液。分娩时,可行会阴后一侧切开。产后加强局部护理,预防感染。

(三)外阴瘢痕

外伤、药物腐蚀或炎症后遗症瘢痕挛缩,可使外阴及阴道口狭小,影响胎先露部下降。若瘢痕范围不大,分娩时可作会阴后一侧切开。若瘢痕过大,扩张困难者,应行剖宫产术。

二、阴道异常

(一)阴道横隔

横隔较坚韧,多位于阴道上、中段。在横隔中央或稍偏一侧常有一小孔,易被误认为宫颈外口。若仔细检查,在小孔上方可触及逐渐开大的宫口边缘,而该小孔直径并不变大。阴道横隔影响胎先露下降,当横隔被撑薄,此时可在直视下自小孔处将隔作"X"形切开。隔被切开后,因胎先露部下降压迫,通常无明显出血,待分娩结束再切除剩余的隔,用肠线间断或连续锁边缝合残端。若横隔高且坚厚,阻碍胎先露部下降,则需行剖宫产术结束分娩。

(二)阴道纵隔

阴道纵隔若伴有双子宫、双宫颈,位于一侧子宫内的胎儿下降,通过该侧阴道分娩时,纵隔被推向对侧,分娩多无阻碍。当阴道纵隔发生于单宫颈时,有时纵隔位于胎先露部的前方,胎先露部继续下降,若纵隔薄可自行断裂,分娩无阻碍。若纵隔厚阻碍胎先露部下降时,须在纵隔中间剪断,待分娩结束后,再剪除剩余的隔,用肠线间断或连续锁边缝合残端。

(三)阴道狭窄

由产伤、药物腐蚀、手术感染致使阴道瘢痕挛缩形成阴道狭窄者,若位置低、狭窄轻,可作较大的会阴后一侧切开,经阴道分娩。若位置高、狭窄重、范围广,应行剖宫产术结束分娩。

(四)阴道尖锐湿疣

妊娠期尖锐湿疣生长迅速,早期可治疗。体积大、范围广泛的疣可阻碍分娩,易发生裂伤、血肿及感染。为预防新生儿喉乳头状瘤行剖宫产术。

(五)阴道囊肿和肿瘤

阴道壁囊肿较大时,阻碍胎先露部下降,此时可行囊肿穿刺抽出其内容物,待产后再选择时机进行处理。阴道内肿瘤阻碍胎先露部下降而又不能经阴道切除者,均应行剖宫产术,原有病变待产后再行处理。

三、宫颈异常

(一)宫颈外口黏合

宫颈外口黏合多在分娩受阻时被发现。当宫颈管已消失而宫口却不扩张,仍为一很小的孔,通常用手指稍加压力分离黏合的小孔,宫口即可在短时间内开全。但有时为使宫口开大,需行宫颈切开术。

(二)宫颈水肿

宫颈水肿多见于扁平骨盆、持续性枕后位或滞产,宫口未开全过早使用腹压,致使宫颈前唇长时间被压于胎头与耻骨联合之间,血液回流受阻引起水肿,影响宫颈扩张。轻者可抬高产妇臀部,减轻胎头对宫颈压力,也可于宫颈两侧各注入 0.5%利多卡因 5~10 ml 或地西泮 10 mg 静脉推注,待宫口近开全,用手将水肿的宫颈前唇上推,使其逐渐越过胎头,即可经阴道分娩。若经上述处理无明显效果,宫口不继续扩张,可行剖宫产术。

(三)宫颈坚韧

宫颈坚韧常见于高龄初产妇,宫颈缺乏弹性或精神过度紧张使宫颈挛缩,宫颈不易扩张。此时可静脉推注地西泮 10 mg。也可于宫颈两侧各注入 0.5%利多卡因 5~10 ml,若不见缓解,应行剖宫产术。

(四)宫颈瘢痕

宫颈锥切术后、宫颈裂伤修补后感染、宫颈深部电烙术后等所致的宫颈瘢痕,虽于妊娠后软化,若宫缩很强,宫口仍不扩张,不宜久等,应行剖宫产术。

(五)宫颈癌

此时宫颈硬而脆,不应经阴道分娩,应行剖宫产术,术后放疗。若为早期浸润癌,可先行剖宫产术,随即行广泛性子宫切除术及盆腔淋巴结清扫术。

(六)宫颈肌瘤

生长在子宫下段及宫颈部位的较大肌瘤,占据盆腔或阻塞于骨盆入口时,影响胎先露部进入骨盆入口,应行剖宫产术。若肌瘤在骨盆入口以上而胎头已入盆,肌瘤不阻塞产道则可经阴道分娩,肌瘤待产后再行处理。

四、子宫异常

(一)子宫畸形

常见的子宫畸形有纵隔子宫、双角子宫、残角子宫、单角子宫、双子宫及马鞍形子宫。子宫畸形、子宫肌层发育不良和宫腔容受性降低能影响胎盘和宫内胎儿正常发育,导致胎儿生长受限、低体重儿及早产等;子宫内腔容积和形态异常可引起产轴、胎位异常和胎盘位置异常等;子宫畸形合并存在宫颈和阴道畸形者易阻塞软产道,影响正常产程进展而致难产。

(二)子宫脱垂

子宫脱垂者妊娠后受胎盘激素的影响,盆膈和子宫韧带松弛,从早期妊娠即可出现原有脱垂症状加重,如宫颈显露于阴道口或脱出,膀胱膨出伴有排尿困难,脱出部黏膜溃疡和出血。中期妊娠后,脱垂子宫可不同程度地回缩、上升,直至晚期分娩。足月妊娠时,尤其当临产后,受产力的作用,症状反复又加重,故应行剖宫产术分娩。

(三)子宫扭转

子宫扭转可因子宫发育不良、胎位异常、盆腹腔内病变使子宫倾斜或旋转。子宫扭转可发生于妊娠期或分娩期,可引起胎儿窘迫,母体急性腹痛、出血。

(四)子宫肌瘤

子宫肌瘤系激素依赖性肿瘤,对分娩的影响取决于肌瘤大小、生长部位及类型。子宫肌瘤在孕期及产褥期可发生红色变性,局部出现疼痛和压痛,并伴有低热及白细胞增加,一般对症处理。若肌瘤不阻塞产道,可经阴道试产,产后再处理肌瘤。壁间肌瘤致子宫收缩乏力,产程延长;生长于宫颈或子宫下段的肌瘤或嵌顿于盆腔内的浆膜下肌瘤,阻碍产道时,应行剖宫产术。

五、卵巢肿瘤

妊娠期卵巢良性肿瘤患者,若无产科指征,可行阴道分娩,待产后 6 周再次评估;也可在剖宫产同时行卵巢肿瘤手术。妊娠期卵巢恶性肿瘤者建议剖宫产终止妊娠,可在剖宫产同时按照卵巢恶性肿瘤手术原则处理卵巢肿瘤,需妇科肿瘤医生完成肿瘤手术。

第三节　胎位异常

一、臀位

因先露不同,分为单臀先露(腿直臀先露),完全臀先露(先露为臀和双足)及不完全臀先露足及(或)膝先露。均以胎儿骶骨为指示点,有骶左前、骶左横、骶左后、骶右前、骶右横、骶右后、骶前位,骶后位 8 种胎方位。

(一)诊断标准

1.腹部检查

胎体纵轴与母体纵轴一致,于子宫底部触及圆而硬的胎头;在耻骨联合上方扪及较软、宽而不规则的胎臀;胎心音以脐部左上方或右上方最为清楚。

2.肛门检查或阴道检查

胎先露较低时,可触及较软、形状不规则的胎臀、足或膝,如宫颈已扩张 2 cm 以上、胎膜已破,可扪及胎臀、肛门。

3.辅助检查

B 超检查可提示臀先露类型。并可测量胎儿双顶径等各径线以推算胎儿体重,了解胎头仰伸程度。

(二)治疗原则

1.妊娠期

妊娠 30 周后发现臀位,无合并症、无不良孕产史、无脐带绕颈者可试予矫正。

(1)膝胸卧位:每天2次,每次15分钟。7～10天为一疗程,如有不适或胎动改变立即停止。

(2)艾灸或激光照射至阴穴:至阴穴位于第五脚趾尖,每天1～2次,每次15分钟,5次为一个疗程。

(3)外倒转术:外倒转术的成功率为50%～70%。外倒转术虽有诱发早产、胎膜早破、脐带脱垂、胎儿窘迫、胎盘早剥甚至子宫破裂的危险,但文献报道外倒转术并发症的发生率在4%以下,外倒转术时间的选择在36～37孕周以后,术后自然回转机会不多,另外一旦由于外倒转引起异常可以马上进行手术以终止。

患者知情同意书签署非常重要。全程B超监护下行外倒转术,术前B超检查及胎儿监护一次,剖宫产术前准备,备皮,导尿,肌肉注射特布他林25～50 mg后硬膜外麻醉,麻醉成功后孕妇仰卧位,头部抬高、双腿屈曲。注意血压骤降,涂抹耦合剂少许于腹部。再次查清胎位,用B超检查了解臀位类型、脐带绕颈及胎盘位置,同时助产士术中术后持续胎心监护,术者应先将胎臀托起使之离开骨盆入口,另一手握住胎头迫使其俯屈下移。一般当胎臀、胎头到达脐平侧方时,可依靠胎儿躯干的伸直,胎头、胎臀分别向盆腔及宫底移动。助手可戴无菌手套,用食指、中指沿阴道壁滑进,与术者配合托起臀部。操作时动作要轻柔、连续,随时注意胎动和胎心的变化,术后再次B超确定胎位,胎心音,有无胎盘早剥及胎头旁有无脐带先露或脱垂。若出现胎动突然增加、胎心改变或孕妇有不适,应立即停止操作并恢复胎儿原在位置。术后持续手术室监测胎心监护60分钟。术后捆12小时毛巾包扎腹部固定胎位。次日行B超检查及生物物理评分,取尿管,下午行胎监出院。出院2～3天行B超检查及胎儿监护。

2.分娩期

胎儿无畸形、初产、足月单胎臀位,足先露,胎儿估计≥3 500 g,胎头仰伸,骨盆任一平面狭窄,高年初产,珍贵胎儿,以选择性剖宫产结束妊娠为妥;产道正常,经产臀位,胎儿较小,单臀先露,应争取阴道分娩。

(1)第一产程:①产妇取左侧卧位,不灌肠,不作肛查,尽可能保持胎膜完整。②胎膜自破时,立即听胎心,并检查有无脐带脱出。持续胎心监护或每10～15分钟听胎心1次。堵臀过程中每次宫缩后听胎心。③严密观察产程,进入活跃期后,子宫颈扩张进度在初产妇至少应为1 cm/h,经产妇应达1.5 cm/h。胎先露下降进度应与子宫颈扩张平行。④如宫缩时在阴道口见到胎臀或胎足,应消毒外阴部做阴道检查以明确子宫颈扩张情况。即使子宫颈口已开全,为使阴道得以充分扩张,胎臀得以继续下降,应于宫缩时,用消毒治疗巾以手掌堵住阴道口,直至冲力甚大,估计胎臀即将娩出时,才准备接产。注意胎心变化,排空膀胱,并做好新生儿窒息的抢救准备。⑤如活跃期子宫颈扩张停滞,宫颈口开全而胎臀仍在坐骨棘水平以上,一般不用催产素静脉滴注,改行剖宫产术结束分娩。⑥产程中发生脐带脱垂,如宫颈开全有条件阴道分娩即作臀牵引术,若宫口未开全立即取臀高位将脐带轻轻还纳并手托在阴道内以最快速度在原地行剖宫产术。

(2)第二产程:待宫颈和阴道充分扩张可以接生时,由两人接生,新生儿科医生到场做好新生儿复苏准备。先外阴消毒铺巾,导尿,双侧阴部神经阻滞麻醉,左侧会阴切开。①经产妇,胎儿不大,产力良好,宫缩强,产道宽畅者,等待自然分娩。②臀位助产术,完全或不完全臀位需用臀位第一助产法(压迫法)助产,单臀位第二助产法(扶持法)助产,一般胎儿自然娩出到脐部以后由接生医师协助胎儿娩出胎肩和胎头;避免在胎儿脐孔达会阴之前牵引。待胎儿脐部娩出会阴,接产者用双手协助胎肩、胎手及胎头娩出。娩出胎头时,不可猛力牵拉,慎防造成颅内出血或臂丛神经损伤,可用后出头产钳助娩。胎儿脐部娩出后,一般须在8分钟内娩出胎头。③臀位牵引术,胎儿全部由接生者协助娩出,一般情况下因其对胎儿损伤大而禁用。

二、横位

根据胎头在母体左或右侧、胎儿肩胛朝向前方或后方,分为肩左前、肩左后、肩右前、肩右后4种胎方位。

(一)诊断标准

1.腹部检查

子宫呈横椭圆形,子宫底高度较妊娠月份为低,耻骨联合上方空虚。在母体腹部一侧触及胎头,另一侧为胎臀。胎心音在脐周最清楚。

2.肛门或阴道检查

胎膜未破时,先露部在骨盆入口上方,不能触及。若胎膜已破、子宫颈已扩张,可触及胎儿肩胛骨、肋骨及腋窝。如胎手已脱出子宫颈口,可用握手法鉴别为胎儿左手或右手。

3.辅助检查

B超检查能准确探清肩先露,并能确定具体胎位。

(二)治疗原则

1.妊娠期

妊娠30周后发现横位,有明确的原因不必纠正,否则可试用膝胸卧式,也可行外倒转术固定胎头,艾灸或激光照射至阴穴位等方法纠正。

2.分娩期

(1)初产妇胎儿存活,一足月,不论宫口大小,均应行剖宫产术结束分娩。

(2)经产妇临产早期,腹壁松弛,胎膜未破,行外倒转术后,用腹带固定胎位。倒转术失败或胎膜已破者,行剖宫产手术。

(3)凡是准备阴道分娩的产妇,检查时发现子宫下段有固定的压痛点,血尿,胎心监护异常,病理性缩复环,阴道出血,可能是子宫破裂或子宫先兆破裂征象,无论胎儿是否存活,立即行剖宫产术。子宫感染严重者,同时行子宫切除术。

(4)胎儿已死亡,无子宫先兆破裂者,待宫口开全或接近开全时,在全身麻醉下行断头术或除脏术,亦可以考虑行内倒转术。断头术或除脏术困难也应改行剖宫产。

(5)凡经阴道分娩者,胎盘娩出后应常规探查子宫颈、子宫下段及子宫体腔有无裂伤,及时处理。术前、术后应用抗生素防治感染。有血尿或怀疑膀胱受压过久应保留尿管3~14天,预防尿瘘发生。

三、持续性枕后位

分娩过程中,胎头枕部位于母体骨盆后方,经充分试产,当分娩以任何方式结束时不论胎头在骨盆哪个平面,胎头枕部仍位于骨盆后方者称持续性枕后位。

(一)诊断标准

1.腹部检查

头位,在母体腹前壁扪及胎儿肢体,胎背偏向侧方,胎心音在脐下偏外侧较响亮。如胎头俯屈不良,胎背直伸,前胸贴近母体腹壁,则胎心音可在腹中线处闻及。

2.肛门检查或阴道检查

胎头矢状缝在骨盆右或左斜径上,大囟门在骨盆前方,小囟门在骨盆后方。若因胎头水肿、颅骨重叠,囟门扪不清,可从胎儿耳廓及耳屏位置、方向确定胎头方位。

3.辅助检查

B超检查时,根据胎头双顶径、颜面及枕部位置,可准确判断胎头方位。

(二)治疗原则

(1)体位纠正,向胎背方向侧卧,即左枕后向左侧,右枕后向右侧以利胎头枕部转向前方。

(2)活跃晚期,若胎头下降延缓(进度<1 cm/h)或阻滞(停滞不下 1 小时以上);或宫颈严重水肿;或出现胎儿窘迫现象,经处理后不进展应行剖宫产术。

(3)宫口开全,胎头下降,先露≥S^{+3}时,准备产钳助娩。注意先露低的假象,先试用手旋转胎头枕部向前,使矢状缝与骨盆出口前后一致,如转成枕前位困难,可转成枕后位,然后产钳助产。

(4)胎盘排出后,立即检查软产道损伤。

四、持续性枕横位

临产后,胎头矢状缝取骨盆入口横或斜径入盆,在下降过程中未能完成内旋转者,经充分试产,分娩结束时仍持续于枕横位者称持续性枕横位。

(一)诊断标准

1.腹部检查

胎背在母腹一侧,对侧为小肢体,胎头横阔,胎心音在胎背侧最清楚。

2.肛门或阴道检查

胎头矢状缝位于骨盆横径上。

(二)治疗原则

(1)密切观察胎头下降情况。

(2)胎头已入盆而出现第二产程停滞时,做阴道检查,徒手旋转胎头使其矢状缝与骨盆出口前后径一致,继续等待。若第二产程延长,胎头矢状缝仍位于骨盆出口横位上而先露已达 S^{+3},可用吸引器边旋转边牵引,也可用手转儿头为枕前位产钳助产。如手转儿头困难,亦可用 K 氏产钳回转助产。

五、高直位

胎儿以不屈不伸姿势位于骨盆入口之上,其矢状缝与骨盆入口前后径相一致,偏离不超过15°,称高直位。胎头枕骨贴近耻骨联合者,为高直前位;枕骨靠近骶岬者,为高直后位。

（一）诊断标准

1.腹部检查

高直前位时，胎背靠近母体腹前壁，耻骨联合后方正中稍显隆起，触摸胎头有较正常狭小感。高直后位时，胎儿小肢体靠近母体腹前壁，在下腹正中可触及胎儿下颏。无论高直前位还是高直后位，胎儿躯干较直，胎心音位置较高，在母体腹中线上。

2.阴道检查

胎头矢状缝与骨盆前入口后径一致。根据大小囟门位置，判断为高直后位（枕骶位）或高直前位（枕耻位）。

3.辅助检查

B超可探明胎头矢状缝位于骨盆入口前后径上，而双顶径位于骨盆入口横径上。

（二）治疗原则

1.高直后位

高直后位多需行剖宫产术结束分娩。

2.高直前位

如胎儿较小、宫缩较强，可严密观察胎头是否俯屈、下降。如胎头双顶径达到或超过坐骨棘水平，可产钳助产；若胎头进一步仰伸成为颜面先露或额先露，产程无进展，应行剖宫产术。

第八章 分娩期并发症

第一节 胎膜早破

胎膜早破(PRM)可发生在妊娠各期,但绝大多数胎膜早破发生在临产前,胎膜早破可引起早产、脐带脱垂、感染等,以增加围生儿死亡率,并可引起宫内感染及产褥感染。宫颈内口松弛、妊娠期性交、生殖道感染、头盆不称、胎位异常、微量元素缺乏等均可引起胎膜早破。发生率在 3%～17%。

一、临床表现

孕妇突然感觉阴道有一阵水样液流出,以后有间断或持续少量的阴道流液。在腹压增加,如咳嗽、打喷嚏等时,阴道流液会增加。

二、辅助检查

1.阴道流液 pH 测定

阴道自身分泌物的 pH 为 4.5～5.5,羊水的 pH 为 7～7.5。用 pH 试纸测定阴道液体时,如果 pH≥6.5,胎膜早破的可能性极大。但是一些污染因素,例如精液、尿液、宫颈黏液等,会导致假阳性的出现。

2.阴道液涂片检查

用消毒吸管吸取阴道液,滴于玻片上,干燥后用显微镜观察。如果见到羊齿植物叶状结晶,就可以确定液体是羊水。

3.阴道液染色检查

吸取的阴道液,经用 0.5%尼罗蓝染色,在显微镜下找到毳毛、橘黄细胞即可以证实为羊水,证实胎膜已破。

4.超声检查

通过超声检查,可以了解羊水量,如果羊水量比较少,而且在先露部位以下未发现羊水,则有可能是胎膜早破。不过超声检查只能辅助诊断,不能进行确诊。

5.羊膜镜检查

在外阴消毒后,将羊膜镜放入阴道观察胎儿先露部,如果看不到前羊膜囊,即可以诊断胎膜早破。

三、诊断思维

（一）临床诊断思维

详细询问病史及进行必要的辅助检查后诊断并不困难，但应权衡早产与可能存在感染的危险性之间的关系，应重视胎膜早破对母儿的影响。破膜后，阴道病原微生物容易发生逆行感染，感染程度与破膜时间有关；若突然破膜，羊水流出过快，有时可引起胎盘早剥；绒毛膜羊膜炎也是产褥感染、晚期产后出血的常见原因。另外，胎膜早破时容易引起早产、脐带脱垂、胎儿窘迫等并发症；早产常易诱发胎儿及新生儿颅内出血、新生儿呼吸窘迫综合征及吸入性肺炎；当线体并发绒毛膜羊膜炎时，可导致胎儿及新生儿肺炎、败血症及颅内感染，危及胎儿和新生儿生命。

（二）鉴别诊断思维

1.宫颈分泌物增多

临产前伴随宫颈条件的成熟，会分泌较多的液体自阴道排出，易被误诊为胎膜早破。宫颈分泌物为黏性，量较典型的胎膜破裂流出的羊水少，实验室检查可证实无羊水内容物。

2.尿失禁

观察液体从尿道口排出而不是来自阴道，压迫膀胱时明显，涂片无羊水内容物。

四、治疗

1.足月妊娠胎膜早破

胎先露已入盆，等待自然临产。破膜超过 12 小时，应用抗生素预防感染，并用缩宫素静脉滴注引产。胎先露高浮者，需抬高臀部，防止脐带脱垂。

2.早产胎膜早破

（1）已达孕 35 周者其处理原则与足月胎膜早破相同。

（2）不足孕 35 周者，无感染体征，可采取期待疗法，予以抗生素预防感染，子宫收缩抑制剂抑制宫缩预防早产，在严密观察下使妊娠继续，延长胎龄，以提高胎儿存活率。

（3）疑有宫内感染者，产后胎盘胎膜送病检。一旦出现宫内感染征象，立即终止妊娠。

（4）妊娠不足 34 周者，应给予糖皮质激素促胎儿肺成熟。常用地塞米松 10 mg，肌内注射或静脉滴注，连用 2 天。

（5）破膜时间距分娩时间超过 12 小时者，产后以抗生素预防产褥感染。新生儿予以抗生素预防感染，如氨苄西林 30～40 mg/(kg·d)，静脉滴注 3 天。

（6）行宫颈分泌物培养及药敏试验，培养阳性者，按药敏结果给予抗生素治疗。

五、临床治疗思维

（1）重视孕期卫生指导。避免负重及腹部撞击，妊娠后期应避免性交，积极预防和治疗下生殖道感染。

（2）宫颈内口松弛者，妊娠后应卧位休息，于妊娠 14～16 周施行宫颈内口环扎术。

第二节　子宫破裂

子宫破裂是指子宫于分娩期或妊娠末期子宫底部或子宫下段发生裂伤,是产科严重的并发症,可引起出血、感染、休克,导致母儿死亡。发生率为 1/16 000～1/1 000。完全裂开指为子宫肌层、浆膜层完全裂开,子宫腔直接与腹腔相通。不完全裂开为子宫肌层全部或部分裂开,浆膜层完整,不与腹腔相通。

一、临床表现

临产后,当产程延长、胎先露部下降受阻时,强有力的阵缩使子宫下段逐渐变薄而宫体更加增厚变短,两者间形成明显环状凹陷,随产程进展,此凹陷会逐渐上升达脐平甚至脐上,称病理性缩复环。产妇自述下腹剧痛难忍,烦躁不安、呼叫,呼吸脉搏加快。膀胱受胎先露部压迫充血,出现排尿困难、血尿。由于过频宫缩,胎儿供血受阻,胎心率改变或听不清。

二、辅助检查

1.血常规检查
发生子宫破裂内出血时,血红蛋白、血细胞比容下降。
2.胎心监护
先兆子宫破裂时,胎心增快或不规则,继而减慢;子宫破裂时,胎心变慢,逐渐消失。
3.B超检查
完全破裂时,胎儿甚至胎盘游离于宫体外,腹腔内有大量液体(羊水和血),子宫缩小。

三、诊断思维

(一)临床诊断思维
根据病史、典型临床表现,子宫破裂诊断较容易,关键是及早发现和处理子宫破裂的高危因素,并及早识别先兆子宫破裂。对于无明显症状的不完全性子宫破裂,或子宫后壁破裂以及子宫下段的瘢痕破裂,诊断比较困难。B超、腹腔穿刺可协助诊断。
1.先兆子宫破裂
(1)症状:子宫收缩呈强直性或痉挛性收缩,阵缩间歇期有持续性子宫下段疼痛、躁动、下腹部拒按。
(2)体征:患者心率、呼吸加快。腹部检查子宫上下段交界处可见环状凹陷,形成病理性缩复环,逐渐上升达到脐部或脐部以上,阵缩时子宫呈葫芦状下段膨隆,且有明显压痛。因子宫收缩过频,胎儿供血受阻,表现为胎心音加快或变慢,提示胎儿窘迫。有些产妇并有少量阴道出血。膀胱因过度受压,肌壁发生水肿,黏膜损伤出血,导尿时可见血尿。阴道检查可发现胎先露,常较紧地固定于骨盆入口处,且有较大产瘤或明显的颅骨重叠。

2.子宫破裂

(1)症状：产妇突然感到撕裂状剧烈腹痛。子宫强烈收缩突然停止，疼痛暂时缓解，但因血液、羊水、胎儿进入腹腔，很快又出现全腹疼痛。

(2)体征：脉率加快微弱，呼吸急促，血压下降。腹部检查全腹压痛和反跳痛，移动性浊音阳性，胎体可清楚触及。子宫缩小，位于胎儿侧边，胎心音消失。同时有阴道出血，色鲜红，如撕裂延及宫颈者则外出血明显。已经拨露的或下降的先露消失。阴道检查可触及子宫裂口，甚至可触及肠管。如破裂发生在阔韧带之间形成血肿，宫体一侧可触及逐渐增大的包块，有压痛。血肿继续扩大可形成腹膜后血肿。

3.子宫瘢痕破裂

子宫瘢痕破裂常无明显腹痛症状，腹膜刺激征也较轻，往往在再次剖宫产时才发现。子宫瘢痕裂开后如腹膜完整以及子宫肌层破裂而脏腹膜未破的不全子宫破裂时，腹部检查在子宫不全破裂处有固定压痛。胎心可存在。

(二)鉴别诊断思维

在诊断过程中，子宫破裂应与以下情况相鉴别：

1.难产并发感染

有产程延长和多次阴道检查史，可能感染出现腹膜炎而表现为类似子宫破裂征象，其容易与子宫破裂相混淆。感染多出现体温升高，血白细胞和中性粒细胞升高。腹部触诊及B型超声检查提示胎儿仍在宫腔内。

2.严重的胎盘早剥

胎盘早剥可引起剧烈腹痛、胎心率改变及内出血休克征象，易与子宫破裂相混淆。但严重的胎盘早剥多有重度子痫前期，腹部检查子宫呈板样硬，宫底升高，胎位不清，无病理缩复环，超声检查提示胎盘后血肿。

3.其他

个别难产病例阴道检查时由于胎先露部仍高、子宫下段菲薄，双合诊时双手指相触犹如只隔腹壁，有时容易误诊为子宫破裂，这种情况胎体不会进入腹腔，而妊娠子宫也不会缩小而位于胎体旁侧。

四、治疗

1.一般治疗

输液、输血、吸氧等抢救休克，并给大剂量抗生素预防感染。

2.手术治疗

发现先兆子宫破裂时必须立即给予抑制子宫收缩的药物，如吸入或静脉麻醉，肌内注射或静脉注射镇静剂，如哌替啶100 mg等，尽快行剖宫产术。如胎心存在，尽快剖宫产，可能获得活婴。

子宫破裂的手术治疗：

(1)子宫破裂时间在12小时以内，裂口边缘整齐，无明显感染，需保留生育功能者，可考虑修补缝合破口。

（2）破裂口较大或撕裂不整齐且有感染可能者,考虑子宫次全切除术。

（3）子宫裂口不仅在下段,且自下段延及宫颈口考虑行子宫全切术。

（4）多次下段剖宫产瘢痕裂开,产妇已有活婴,应行裂口缝合术,同时行双侧输卵管结扎术。

（5）在阔韧带内有巨大血肿存在时,为避免损伤周围脏器,必须打开阔韧带,游离子宫动脉的上行支及其伴随静脉,将输尿管与膀胱从将要钳夹的组织推开,以避免损伤输尿管或膀胱。如术时仍有活动出血,可先行同侧髂内动脉结扎术以控制出血。

（6）开腹探查时除注意子宫破裂的部位外,应仔细检查膀胱、输尿管、宫颈和阴道,如有损伤,应同时修补。

（7）个别被忽略的、产程长、感染严重的病例,为抢救产妇生命,应尽量缩短手术时间,手术尽量简单、迅速,达到止血目的。能否行全子宫切除或次全切除术或仅裂口缝合加双侧输卵管结扎术需视具体情况而定。术前术后应用大剂量有效抗生素防治感染。

（8）子宫破裂已发生休克者,尽可能就地抢救,以避免因搬运而加重休克与出血。但限于条件必须转院时,也应在大量输液、输血以及腹部包扎后再行转运。

五、临床治疗思维

子宫破裂严重危及孕产妇及胎儿生命,因此积极预防比治疗还要重要。

（1）建立完善的孕产妇保健制度,加强围生期保健。对有子宫破裂高危因素者,应加强产前检查并提前入院待产。

（2）严密观察产程,绘制产程图,及时发现并处理产程异常,一旦出现先兆子宫破裂征象时,应及时行剖宫产术。

（3）严格掌握剖宫产及各种阴道手术指征,按操作常规进行手术,避免粗暴操作。

（4）正确掌握缩宫素的应用指征,合理使用缩宫素,遵循低浓度、慢速度、专人守护的原则,以免子宫收缩过强。

第三节 羊水栓塞

羊水栓塞是严重的分娩并发症,是指分娩过程中因羊水通过宫颈内膜静脉、开放血管进入母体血循环而引起的急性肺栓塞、休克、DIC、肾功能衰竭或骤然死亡的疾病,病势凶险,死亡率高达 70%～80%。据我国统计,发生羊水栓塞位于孕妇死亡率第 5 位。幸存者可出现凝血障碍。发病原因常见于宫缩过强或为强直性收缩,子宫有病理性血管开放,如宫颈裂伤、子宫破裂、剖宫产时、前置胎盘、胎盘早期剥离、大月份钳刮、中期妊娠引产等。

一、临床表现

羊水栓塞起病急,典型的临床表现分三个阶段,如下。

1.心肺功能衰竭和休克

可为变态反应引起的过敏性休克,或因肺动脉高压引起心力衰竭和急性呼吸循环衰竭所致。一般发生在第一产程末或第二产程宫缩较强时,有时也发生在胎儿娩出后短时间内。开始时产妇出现烦躁不安、恶心、呕吐、气急等先兆症状,继而出现呛咳、呼吸困难、发绀,肺底部出现湿啰音、心率加快、面色苍白、四肢厥冷、血压下降等。严重者发病急骤,甚至无任何先兆症状,仅惊叫一声或打一哈欠,血压迅速下降或消失,产妇多于数分钟内死亡。

2.DIC

开始为高凝期,继之迅速转化为纤溶亢进期,出现难以控制的全身出血,表现为产后大出血、血液不凝、伤口及针眼出血,身体其他部位如皮肤、黏膜、胃肠或肾出血。产妇可因失血性休克而死亡。

3.急性肾衰竭及多脏器功能衰竭

由于循环功能衰竭及 DIC 引起肾脏缺血、缺氧,导致肾脏器质性损害,羊水栓塞后期患者可出现少尿、无尿和尿毒症的表现。病情进一步发展出现心、肺等多脏器功能衰竭。

典型病例中以上临床表现按顺序出现,但有时并不全部出现,存在个体差异。胎儿娩出前发病者以肺动脉栓塞、肺动脉高压、心肺功能衰竭和中枢神经系统严重缺氧为主要特征。胎儿娩出后发病者以出血及血液凝固障碍为主要表现,较少有心肺功能衰竭表现。

二、辅助检查

1.出凝血障碍

血小板进行性下降;纤维蛋白原降低<1.5 g/L 有诊断意义;凝血酶原时间较正常对照延长 3 秒以上;抗凝血酶Ⅲ因子(ATⅢ)下降<0.2 g/L。

2.纤溶活性增强

优球蛋白溶解试验缩短<90 分钟;凝血酶时间较正常对照延长 3 秒以上;FDP 增高;血浆鱼精蛋白副凝固试验(3P 试验)阳性;乙醇胶试验阳性。

3.中心静脉血涂片

涂片找到上皮细胞、毳毛、羊水中有形物质即可确诊。

4.胸部 X 线片

胸部 X 线片出现双侧弥散性点片状阴影沿肺门周围分布,可伴有轻度肺不张和心脏扩大。

5.外周血涂片

出现破碎红细胞,超过 2%。

6.心电图

心电图示右心房、右心室扩大,心肌劳损等。

三、诊断思维

(一)临床诊断思维

(1)主要根据典型的临床表现,迅速做出初步诊断并立即组织抢救。在抢救的同时进行必要的辅助检查,与心力衰竭、癫痫、心脑血管意外、癔症等相鉴别,但绝不能等待检查结果再进行处理以免错失抢救时机。

(2)统计学分析发现,羊水栓塞的发生与年龄、人种、产次、人工流产史、自然流产史、产科疾病史、体重增长、血压、双胎妊娠、分娩途径、产程延长等均无关。研究发现78%的患者有胎膜破裂的病史,这与一般的资料无差别。比较有意义的是有41%的患者有药物过敏史或特异反应史,如同过敏性休克的发生一样,个体对外界抗原的反应程度决定了临床症状的严重程度。而且妊娠胎儿中男性胎儿占了大多数(67%),这与 Rh 同种免疫发生的情况有些类似。分析结果还显示,羊水栓塞的发生与缩宫素的使用之间无必然的联系,但是与子宫的强直性收缩可能有相关性。

(3)母血清及肺组织中的神经氨酸-N-乙酰氨基半乳糖(Sialyl Tn)抗原检测:近年来随着免疫学技术的不断发展,这是一种新的羊水栓塞诊断方法。羊水中 Sialyl Tn 抗原的来源仍不十分清楚,目前认为除了胎粪是羊水中 Sialyl Tn 抗原的主要来源外,部分可能来源于胎儿呼吸道的黏液蛋白。研究证实,羊水栓塞患者或有羊水栓塞样症状者的血清中,Sialyl Tn 抗原的水平显著高于非羊水栓塞患者,为(105.6±59)U/ml,因此用灵敏的放射免疫检测法定量测定血清中的 Sialyl Tn 抗原,是一种简单、敏感、非创伤性的诊断羊水栓塞的手段,可用于羊水栓塞的早期诊断。

(二)鉴别诊断思维

1.子痫

有明显妊娠高血压综合征症状即高血压、水肿、蛋白尿,以及头痛、眼花、头痛、视物模糊等自觉症状;休克发生较晚,在多次抽搐、昏迷后,或于分娩结束后,由于血循环衰竭所致,表现为面色苍白,血压下降,脉搏细弱,而无羊水栓塞症候群。

2.空气栓塞

包括产时、产后、人工流产术中,由于空气栓塞而致死者极为罕见,但在分娩过程中,少量空气从静脉窦进入血循环,由右心室压入肺动脉并分散到肺小动脉,最后至毛细血管,无明显症状而不被发现者并不少见。

3.产后虚脱

有妊娠高血压综合征病史,于分娩结束后突然出现面色苍白、血压下降、脉搏微弱等虚脱症候,而无羊水栓塞症候群,主要为低血钠所致,补充钠盐效果明显。

四、治疗

(一)一般治疗

一般需要正压供氧,必要时要行气管切开,以保证供氧、减轻肺水肿、改善脑缺氧。

(二)药物治疗

1.抗过敏治疗

立即静脉注射地塞米松 20～40 mg,以后依病情继续静脉滴注维持;也可用氢化可的松500 mg 静脉注射,以后静脉滴注 500 mg 维持。

2.解痉药的应用

解除支气管平滑肌及血管平滑肌痉挛,纠正机体缺氧。常用药物有:阿托品,心率慢时应用,1 mg 每 10～20 分钟静脉注射 1 次,直至患者面色潮红,微循环改善;罂粟碱,30～90 mg 加于 25％葡萄糖液 20 ml 中静脉注射,能解除平滑肌张力,扩张肺、脑血管及冠状动脉;氨茶碱,能松弛支气管平滑肌及冠状动脉血管,可以 250 mg 加于 25％葡萄糖液 10 ml 中缓慢静脉注射。

3.抗休克

在用低分子右旋糖酐补足血容量后血压仍不回升,可用多巴胺 20 mg 加于 5％葡萄糖液 250 ml 中静脉滴注,以每分钟 20 滴开始,根据病情调节滴速。

4.纠正心力衰竭

用毛花苷 C 0.4 mg 加入 50％葡萄糖液 20 ml 中静脉注射,必要时 1～2 小时后可重复应用,一般于 6 小时后重复 1 次以达到饱和量。

5.利尿剂的应用

呋塞米 20～40 mg 静脉注射或依他尼酸 25～50 mg 静脉注射,有利于消除肺水肿,并防治急性肾衰竭。

6.纠正酸中毒

纠正酸中毒常用 5％碳酸氢钠 250 ml 静脉滴注。早期及时应用能较快纠正休克和代谢失调。

7.抗纤溶药物的应用及凝血因子的补充

在 DIC 纤溶亢进期可给予抗纤溶药物、凝血因子合并应用以防止大量出血。

8.抗生素的应用

应选用对肾脏毒性较小的广谱抗生素,剂量要大。

(三)手术治疗

原则上应在产妇呼吸循环功能得到明显改善,并已纠正凝血功能障碍后进行。

(1)若在第一产程发病应立即考虑剖宫产以去除病因;若在第二产程发病则应在抢救产妇的同时,及时行阴道助产结束分娩。

(2)对一些无法控制的产后出血,即使在休克状态下亦应在抢救休克的同时行子宫全切术。

五、临床治疗思维

1.纠正呼吸循环衰竭时需要注意以下事项

(1)多巴胺与酚妥拉明同时应用时,多巴胺的剂量应适当增大,以防酚妥拉明降低肺动脉高压时出现血压下降。

(2)输氧应采用高浓度氧,单纯用导管经鼻输氧无效果,必须用面罩或气管内插管,持续正压输氧。

(3)抗凝药以肝素为首选。凡病史及临床表现符合羊水栓塞伴 DIC 者,在未得 DIC 化验结果报告前,可用肝素 25 mg 加入 5％葡萄糖液 200 ml 静脉滴注,而后再按化验结果酌予增减剂量。

(4)静脉通路需至少保持两条通畅。

(5)补液时先用晶体液纠正循环血容量,在血压得以维持后,要限制液量以避免 ARDS 的出现。推荐使用肺动脉导管监测血流动力学改变。

2.预防应注意下列问题

(1)掌握人工破膜的时机,破膜应避开宫缩最强时期,人工剥膜时不宜同时破膜,以免羊水被挤入母血循环。

(2)严密观察产程,正确使用宫缩剂。应用宫缩剂引产或加强宫缩时,应有专人观察,随时调整宫缩剂的剂量及用药速度,避免宫缩过强。宫缩过强时适当应用宫缩抑制剂。

(3)严格掌握剖宫产指征,正确掌握剖宫产的手术技巧。术时操作应轻柔,防止切口延长,胎儿娩出前尽量吸净羊水,以免羊水进入子宫创口开放的血窦内。

(4)大月份人工流产扩张宫颈时应逐号扩张,避免粗暴操作。行钳刮术时应先破膜,待羊水流尽后再钳夹出胎儿和胎盘组织。

(5)行羊膜腔穿刺术时,应选用细针头(22 号腰穿针头)。最好在超声引导下穿刺,以免刺破胎盘,形成开放血窦。

第四节　产后出血

胎儿娩出后 24 小时内出血量超过 500 ml 者称产后出血。产后出血是分娩期的严重并发症,居我国目前孕产妇死亡原因的首位,其发生率占分娩总数的 2%～3%。产后出血的预后随失血量、失血速度及产妇体质不同而异。若短时间内大量失血可迅速发生失血性休克,严重者危及产妇生命,休克时间过长可引起脑垂体缺血坏死,继发严重的脑垂体功能减退。

一、临床表现

产后出血的主要临床表现为产后阴道大量出血,在 24 小时内流血量超过 500 ml。产妇发生出血性休克,易发生感染。

1.宫缩乏力性出血

因宫缩乏力,产程延长,胎盘剥离延缓。流出的血液能凝固,出血多为间断性,血色暗红。子宫软,轮廓不清。

2.软产道损伤性出血

胎儿娩出后即发生出血,多为持续性出血,与宫缩无关。流出的血液有自凝,血液颜色鲜红。检查产道可发现损伤部位。

3.胎盘因素性出血

胎盘剥离不全或剥离后胎盘留置于宫腔,胎盘嵌顿于子宫下段,胎盘植入宫壁,这都能影响子宫收缩造成不同程度的出血。

4.凝血功能障碍性出血

孕妇产前即有出血倾向,产后出血呈持续性,开始出血时血可凝固,后来出血不凝,血如酱油状。

二、辅助检查

1.血压、脉搏

严重失血时可出现休克症状,血压下降、脉搏增快,对妊高征应注意患者原有高血压的变化。

2.腹部检查

通过检查宫底高度来了解子宫收缩情况。

3.阴道探查

了解有无宫颈、阴道裂伤。

4.宫腔探查

若已除外宫颈、阴道裂伤,应行宫腔探查以除外胎盘和(或)胎膜残留。

三、诊断思维

(一)临床诊断思维

1.出血表现

阴道出血是产后出血最主要的表现,一般为显性出血,分析出血的时间、出血是持续性还是间断性、流血的颜色及有无血凝块有助于鉴别出血的原因。

2.出血量的测量和估计

(1)称重法:在分娩前将用于产妇的所有敷料和消毒单巾一一称重,产后再次称重,二者相减,将重量换算为体积(血液比重为 1.05 g/ml)。

(2)容积法:收集产后出血,然后用量杯测量出血量。

(3)休克指数(SI):用于未做失血量收集或外院转诊产妇的失血量估计,为粗略计算。休克指数(SI)=脉率/收缩压。

SI=0.5,血容量正常。

SI=1.0,失血量 10%~30%(500~1 500 ml)。

SI=1.5,失血量 30%~50%(1 500~2 500 ml)。

SI=2.0,失血量 50%~70%(2 500~3 500 ml)。

3.红细胞比容评估

有时产后出血量很难精确评估,故有人主张以测定分娩前后红细胞比容来评估产后出血量,若产后红细胞比容减少 10%以上,或出血后需输血治疗者,定为产后出血。这种定义法比较客观、准确,应用方便。

4.胎盘胎膜检查

产后仔细检查娩出的胎盘胎膜是否完整,尤其要注意胎膜边缘是否有断裂的血管以除外副胎盘残留的可能。

(二)鉴别诊断思维

主要是导致产后出血原因的鉴别。有时为单一因素所致,有时为几个因素共存。各单一因素所致的产后出血有其各自的特点:子宫收缩乏力检查宫底较高,子宫松软甚至子宫轮廓不清,按摩推压宫底有大量血液或血块自阴道涌出;软产道撕裂伤出血则多见为子宫大量出血或少量持续不断出血,色较鲜艳且量多,血液能自凝,凝血功能障碍出血特点,血液不凝且不易止血。也有宫缩乏力、产道裂伤或胎盘因素共同存在,所以应准确判断,以做出及时合理的处理。

四、治疗

1.宫缩乏力

原则是加强子宫收缩,迅速止血,防止休克及感染。方法如下。

(1)应用宫缩剂:肌内注射或静脉缓慢推注缩宫素 10 U(加入 10％葡萄糖液 20 ml 内),继以肌内注射或静脉推注麦角新碱 0.2 mg(有心血管病者慎用)。然后用缩宫素 10～30 U 加入 10％葡萄糖液 500 ml 内静脉滴注,以维持子宫处于良好的收缩状态。也可经腹壁至子宫肌内或宫颈直接注射宫缩剂。前列腺素有较强的子宫收缩作用,用前列腺素 F2a 0.5～1 mg 经腹壁注射于子宫肌内,效果快。

(2)按摩子宫:一种是经腹壁按摩子宫法,一手置于宫底部,拇指在前壁余 4 指在后壁,做均匀有节律的按摩宫底;另一种是经阴道、腹壁按摩法,一手握拳置于阴道穹隆前部,顶住子宫壁,另一手经腹壁按压子宫后壁,两手相对紧压子宫并做按摩。

(3)填塞宫腔:将消毒长纱布条塞满宫腔不留空隙并塞紧,所起作用是刺激子宫收缩压迫血窦达到止血。注意放取纱条前后均要用宫缩剂,纱条要塞满宫腔,尾端露出宫口外,便于 24 小时后取出。操作要轻,防止子宫穿孔,注意抗感染。

(4)结扎子宫动脉或髂内动脉:以上方法无效可经阴道双侧子宫动脉上行支结扎或开腹结扎。仍无效,行两侧髂内动脉结扎,此措施有利保留子宫,保留生育能力。

(5)子宫切除:以上方法仍无效,行子宫次全切除术,以免贻误抢救时机。

2.软产道损伤

原则是及时、准确、有效缝合裂伤。充分暴露手术野,根据软产道损伤部位,注意解剖位置对齐,不留死腔,止血要彻底。第一针缝合应从裂口顶端稍上方开始。阴道后壁或会阴缝合时,缝针勿穿过直肠黏膜,缝合结束常规作肛门指检。宫颈缝合最后一针应距宫颈外侧端 0.5 cm 处止,以防日后宫颈口狭窄。

3.胎盘因素

关键是根据不同原因,尽早采取相应方法去除胎盘因素而止血。处理前均排空膀胱。胎盘剥离而滞留者,按摩子宫刺激收缩并轻推子宫底,嘱产妇用力屏气,另一手轻牵脐带使胎盘胎膜娩出。胎盘胎膜粘连、剥离不全者,行徒手剥离取出,操作必须正确,切忌牵抓。部分残留手取不出者,可用大号刮匙刮取。确诊胎盘植入者,施行子宫次全切除。胎盘嵌顿可肌内注射阿托品 0.5 mg 或 1％肾上腺素 1 ml 可松解狭窄环,如无效则使用乙醚麻醉,狭窄环松解后用手取出胎盘。

4.凝血功能障碍

凝血功能障碍患者妊娠早期,在内科医师协助下尽早行人工流产术;妊娠中、晚期,配合内科医师积极治疗;分娩期,在针对病因治疗的同时,改善凝血机制,输新鲜血积极准备抢救工作。

五、临床治疗思维

1.加强产前保健

做好计划生育宣传工作,避免多次流产或分娩。对有凝血功能障碍或相关疾病者,应治疗后妊娠。加强孕期保健,积极治疗妊娠期并发症,高度重视并及时处理可能诱发产后 DIC 的产科并发症。

2.正确处理产程,积极防治子宫收缩乏力。

(1)第一产程:注意产妇休息和饮食,防止产妇过度疲劳和产程延长,合理使用宫缩剂。

(2)第二产程:应正确接产并保护好会阴,掌握会阴切开的指征和时机,正确指导产妇使用腹压,防止产道裂伤。

(3)第三产程:胎儿肩娩出后可给予缩宫素 10 U 肌内注射。仔细观察胎盘剥离的迹象,不要过早牵拉脐带。胎儿娩出后,若无出血可等待 15 分钟,若发生出血应立即查明原因。胎盘胎膜娩出后应仔细检查是否完整。检查软产道,及时缝合裂伤。若胎儿娩出 20 分钟后胎盘仍未剥离,以生理盐水 20 ml,稀释缩宫素 10~20 U,经胎盘脐静脉注入,结果发现胎盘在 45 分钟内自然娩出,明显降低了出血量。在剖宫产术中,静脉滴注缩宫素,按摩子宫并牵拉脐带娩出胎盘,以代替手法剥离娩出胎盘,可减少 1/3 的失血量。

3.加强产后观察

产后 2 小时以内是发生产后出血的高峰期,产妇应留产房观察。胎儿、胎盘娩出后,如果目测阴道流血一次达 200 ml,应及早建立静脉通路做输液输血准备。与此同时立即抽取血样本行血红蛋白、红细胞比容、血小板计数及凝血功能测定。另外需抽两支试管血,一支作为交叉配血,另一支置于产房行简单的血块收缩试验,以观察及快速确定凝血机制是否健全。回病房前,应鼓励产妇尽早排空膀胱。鼓励早吸吮,提倡母乳喂养。

第五节　产褥感染

产褥感染指分娩及产褥期生殖道受病原体侵袭,引起局部或全身感染,是造成产妇死亡原因之一。产褥病是指分娩 24 小时至产后 10 天,用口表每日测量体温 4 次,有 2 次≥38℃。引起产褥病率的原因除产褥感染外,还包括乳腺炎、泌尿系感染、上呼吸道感染,以下主要讲产褥感染。

一、临床表现

分娩后出现发热、腹痛、恶露变化、伤口感染,于分娩前可能存在某些感染因素、产程较长、产程进展中多次阴道内操作等。

二、辅助检查

1.血象

一般情况下白细胞总数明显升高。

2.病原学检查

进行伤口分泌物培养、宫腔分泌物培养、血培养。孕期及产褥期生殖道内有大量需氧菌、厌氧菌、真菌、衣原体及支原体等病原体寄生,以厌氧菌为主,许多非致病菌在特定环境下可以致病。

(1)需氧性链球菌:是外源性产褥感染的主要致病菌。溶血性链球菌致病性最强,能产生外毒素与溶组织酶,引起严重感染,病变迅速扩散,严重者可致败血症。其临床特点为发热早,体温超过 38℃,有寒战、心率快、腹胀、子宫复旧不良、子宫旁或附件区触痛,甚至并发败血症。

(2)厌氧性链球菌:存在于正常阴道中,以消化链球菌和消化球菌最常见。当产道损伤、胎盘残留、局部组织坏死缺氧时,细菌迅速繁殖,与大肠杆菌混合感染,释放出异常恶臭气味。

(3)大肠杆菌属:大肠杆菌与其相关的革兰阴性杆菌、变形杆菌是外源性感染的主要致病菌,是菌血症和感染性休克最常见的病原菌。它寄生在阴道、会阴、尿道口周围,在不同环境对抗生素敏感性有很大差异,需行药物敏感试验。

(4)葡萄球菌:主要致病菌是金黄色葡萄球菌和表皮葡萄球菌。金黄色葡萄球菌多为外源性感染,容易引起伤口严重感染。表皮葡萄球菌存在于阴道菌群中,引起的感染较轻。

此外,梭状芽孢杆菌、淋病奈瑟菌均可导致产褥感染,但较少见。支原体和衣原体引起的感染近年明显增多。

3.B 超检查

B超可了解子宫复旧情况、排除宫腔内胎盘组织残留,如怀疑血栓性静脉炎,可行超声多普勒检查局部血流情况。

三、诊断思维

(一)临床诊断思维

应详细询问病史和分娩经过,排除引起产后发热的其他疾病。正常产妇在分娩后 24 小时内可有轻度体温升高,一般不超过 38℃。产后 3～4 天因乳房充血、淋巴管肿胀可导致体温升高,但 24 小时内恢复正常。如产后体温达到或超过 38℃,持续不恢复正常,无乳房肿胀及其他感染的表现,应考虑有产褥感染的可能。应仔细检查腹部、盆腔及会阴伤口,确定感染的部位和严重程度。

(二)鉴别诊断思维

1.上呼吸道感染

有咳嗽、咽痛,妇科检查无生殖道感染症状。

2.肾盂肾炎

肾区有压痛、叩击痛,尿常规可见脓球,尿培养可发现致病菌。

3.乳腺炎

乳房肿胀、压痛,或皮肤发红,局部有波动感,其他部位无阳性体征。

四、治疗

1.一般治疗

(1)供给足够营养及水电解质,增强全身抵抗力,纠正水电解质紊乱,病情严重者可少量输血或血浆。

(2)半坐卧位,有利于恶露排出,并使炎症局限于盆腔内。给予宫缩剂促进子宫收缩。高热时物理降温。

(3)伤口易感染者及早行伤口局部封闭,可用青霉素 80 万 U 加 1％普鲁卡因 20 ml,每日 1 次。会阴伤口感染后应及时拆除缝线,通畅引流,予以 1：5 000 高锰酸钾液冲洗伤口或坐浴。

2.抗生素治疗

最好根据细菌培养结果及药敏试验选择适当抗生素。在培养结果出来之前,可联合应用对需氧菌及厌氧菌均有效的药物。

3.引流

会阴部或腹部刀口感染者,应拆除缝线,必要时切开引流。会阴部感染应给予 1：5 000 高锰酸钾溶液坐浴,每日至少 2 次。如应用抗生素 48～72 小时后病情无改善,应考虑感染扩散或脓肿形成。位置较低接近阴道后穹隆的脓肿,可经阴道后穹隆切开引流。必要时可剖腹探查。

4.血栓静脉炎的治疗

卧床、抬高患肢。在给予大量敏感抗生素的同时,将肝素 50 mg 加入 5％的葡萄糖液 500 ml 中静脉滴注,每 6 小时 1 次,体温下降后改为每天 2 次,连用 7～10 天;必要时应用溶栓药物静脉滴注。用药期间注意监测凝血功能。可同时服用阿司匹林、双香豆素或活血化瘀中药。

五、临床治疗思维

(1)控制产褥感染应以预防为主。加强孕期保健,治疗各种孕期并发症,增强孕妇抵抗力;正确处理产程,避免产程延长和不必要的阴道检查及过多肛诊。

接生时严格遵守无菌操作,避免发生产后出血和胎盘、胎膜残留;正确掌握手术产指征;产褥期注意清洁卫生,加强营养等。

(2)对有以下情况的孕产妇预防性使用抗菌药物,如胎膜早破超过 12 小时;产程长及肛诊次数多或阴道检查 2 次以上;产后出血行人工剥离胎盘;阴道手术产;剖宫产。现已证明,对剖宫产手术患者预防性使用抗生素可减少 50％～60％的产后子宫炎发生率。

(3)针对不同的病原体选用相应有效的抗生素是合理应用抗生素最基本的原则,因此应考虑收集必要的标本送检,以明确致病菌种类,这对中、重度感染患者尤为重要。

(4)用药时应注意药物对乳儿的影响,必要时应暂停哺乳。

参 考 文 献

[1]池肇春.腹痛诊断、鉴别诊断与治疗[M].北京:人民卫生出版社,2021.

[2]范永瑞.妇产科常见病与多发病诊疗[M].上海:上海交通大学出版社,2021.

[3]韩历丽,白文佩.更年期妇女保健工作手册[M].北京:人民卫生出版社,2022.

[4]韩燕燕.临床妇产科疾病基础与临床[M].上海:上海交通大学出版社,2021.

[5]李颖,李蕊.妇女健康[M].北京:人民卫生出版社,2021.

[6]柳英兰.现代妇产科技术与实践[M].昆明:云南科技出版社,2019.

[7]南风艳.妇产科基础概论[M].北京:科学技术文献出版社,2014.

[8]聂芳,谢红宁.妇产超声造影图鉴[M].北京:人民卫生出版社,2022.

[9]尚丽新,朴丰源.环境有害因素的生殖和发育毒性[M].北京:人民军医出版社,2016.

[10]石一复.剖宫产瘢痕妊娠及相关问题[M].北京:人民军医出版社,2016.

[11]王琳.妇产科疾病救治要点[M].北京:科学技术文献出版社,2021.

[12]王玲君.临床妇产科诊疗与计划生育[M].上海:第二军医大学出版社,2014.

[13]王燕.临床妇产科疾病诊疗与护理[M].上海:第二军医大学出版社,2015.

[14]徐金锋,毓星.计划生育超声诊断学[M].北京:人民军医出版社,2015.

[15]杨桂美.妇产科理论与实践[M].北京:科学技术文献出版社,2022.

[16]医学知识编委会.现代妇产科护理技术与应用[M].北京:中医古籍出版社,2022.

[17]岳宏丽.妇科与产科常见疾病诊治[M].西安:世界图书出版西安有限公司,2022.

[18]张红.助产技术[M].重庆:重庆大学出版社,2016.

[19]张静.妇产科护理学[M].北京:电子工业出版社,2022.

[20]张云.临床妇产科技术[M].长春:吉林科学技术出版社,2018.